上颌窦黏膜病变的口腔种植风险分析与临床策略

主　审　宿玉成

主　编　容明灯　徐淑兰

副主编　褚洪星　郭泽鸿　杨子楠

编　者（按姓氏音序排序）

褚洪星（南方医科大学口腔医院）　　徐淑兰（南方医科大学口腔医院）

郭泽鸿（南方医科大学口腔医院）　　杨子楠（南方医科大学口腔医院）

黄喆逊（南方医科大学口腔医院）　　尹无为（南方医科大学口腔医院）

宁颖圆（南方医科大学口腔医院）　　张雪洋（南方医科大学口腔医院）

容明灯（南方医科大学口腔医院）　　周腾飞（南方医科大学口腔医院）

编写秘书　周腾飞

人民卫生出版社

·北　京·

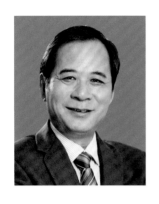

宿玉成

医学博士,教授、主任医师。中国医学科学院北京协和医院教授,北京瑞城口腔医院首席专家,北京口腔种植培训中心(BITC)首席教官,BITC种植大平台总策划。

白求恩精神研究会副会长、国际牙医师学院院士、国际口腔种植学会(ITI)专家组成员。担任《中国口腔种植学杂志》总编、《口腔医学研究杂志》副主编、《中华口腔医学杂志》等杂志编委等。主编《口腔种植学》,翻译《国际口腔种植学会(ITI)"口腔种植临床指南"》系列丛书。科技部重大专项课题首席科学家,1993年起享受国务院政府特殊津贴。

▌主编简介

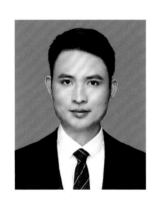

容明灯

主任医师,博士研究生导师,曾任南方医科大学口腔医院牙周种植科主任,现任特诊中心主任。中华口腔医学会第七届口腔种植专业委员会委员,中华口腔医学会第三届口腔美学专业委员会委员,广东省健康教育协会口腔健康教育专业委员会主任委员,广东省口腔医学会口腔种植学专业委员会常务委员,广东省精准医学应用学会牙周疾病分会副主任委员,2020年"岭南名医"。主编《青少年口腔健康知识手册》,副主编《间充质干细胞与疾病》。主持科研项目7项,在SCI收录杂志上发表论文17篇,获得国家专利授权6项、国家计算机软件著作权1项。

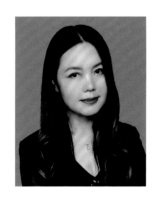

徐淑兰

主任医师,博士研究生导师,南方医科大学口腔医院(广东省口腔医院)副院长。中华口腔医学会第六届口腔种植专业委员会副主任委员,广东省医学教育协会口腔种植学专业委员会主任委员,广东省口腔医学会口腔种植学专业委员会副主任委员,广东省医师协会口腔医师分会副主任委员。主编、主译和参编专著10部,担任《中国口腔种植学杂志》副主编、《口腔疾病防治》副主编,第六届"广州(首届省市联合)最美医师"。主持并完成国家卫健委和省部级重点基金项目10项,在国内外专业期刊发表学术论文147篇。

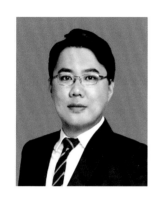

褚洪星

副主任医师,硕士研究生导师。中国老年医学会口腔保健分会委员,广东省口腔医学会口腔种植学专业委员会委员,广东省精准医学应用学会牙周疾病分会常务委员。主持科研项目5项,发表学术论文10余篇,获得国家专利授权2项、第十六届广东省科普作品创作大赛"前沿科技"专题一等奖。

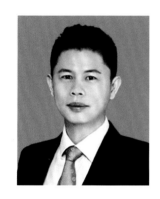

郭泽鸿

副主任医师,硕士研究生导师,2019年6月至2023年11月担任南方医科大学口腔医院(广东省口腔医院)口腔种植中心副主任,2023年12月至今担任牙周种植科主任。中华口腔医学会第七届口腔种植专业委员会青年委员,广东省口腔医学会口腔种植学专业委员会委员,广东省医学教育协会口腔种植学专业委员会副主任委员,广东省医师协会援疆医师工作委员会委员。获得第六届"羊城好医生"。

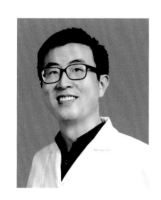

杨子楠

副主任医师,硕士研究生导师。广东省健康教育协会口腔健康教育专业委员会常务委员。参编《颌面美容外科操作图解》,发表SCI论文5篇。主持科研基金项目2项,参与多项国家及省部级科研项目,获得广东省科技进步奖二等奖。

序 一

　　上颌窦是上颌骨的一个重要解剖生理结构,其解剖部位与上颌后牙密切相关。在上颌后牙缺失后进行牙种植修复治疗时,常需要进行上颌窦底提升,以解决该区骨量不足的问题。由于上颌窦底提升术需要将上颌窦内黏膜与窦底骨面分离形成空隙,并于此空隙内植入种植体或骨移植材料,因此上颌窦及上颌窦内黏膜的解剖生理、病理状况及转归是该类手术操作能否成功的决定因素。其是否影响牙种植的成功,或者是否需要在进行牙种植相关手术前进行必要的处理,怎样处理,是困扰口腔种植临床医师的问题。随着牙种植技术的推广和应用,国内外相关研究及文献越来越多。本书作者及团队基于南方医科大学口腔医院20多年来在口腔种植领域的临床经验,撰写了《上颌窦黏膜病变的口腔种植风险分析与临床策略》一书。该书不仅详细介绍了上颌窦底提升术从基础到临床的相关解剖生理学、组织病理学研究进展,还结合作者及团队临床方面的经验与认识,对上颌窦黏膜病变的分类、与上颌窦底提升术的关系,以及临床的风险评估、处理预案等进行了归纳和总结,并通过一些临床实际病例的操作及结果展示,为临床医师提供了翔实可信的理论及实践参考资料。

　　本书图文并茂,对文献及相关循证医学方面的资料总结到位,并且融合了作者数十年口腔种植临床的经验和体会,相信会受到口腔种植临床医师的普遍欢迎。

　　最后,在《上颌窦黏膜病变的口腔种植风险分析与临床策略》一书出版发行之际,谨向广大读者推荐,并向作者及团队致以由衷的祝贺!

中华口腔医学会第四届、第五届口腔种植专业委员会副主任委员

南方医科大学口腔医院(广东省口腔医院)原副院长

于广州

2024 年 3 月 21 日

序 二

欣闻南方医科大学口腔医院（广东省口腔医院）牙周种植科团队联合口腔种植中心团队编写了《上颌窦黏膜病变的口腔种植风险分析与临床策略》一书，很高兴受邀为之作序。看到这本专注于口腔种植与上颌窦黏膜病变的专著，我深深感受到了作者团队对口腔种植的热爱和专注，不免有些感触，遂写下了一些文字，是为序。

上颌窦是上颌后牙区种植时必须关注的一个解剖结构，是上颌后牙区种植时一个绕不开的话题。但是，由于多数上颌窦病变的处理属于耳鼻咽喉科的专业范畴，因此口腔种植医师对其了解较少，甚至存在误区。自 20 世纪 80 年代 Boyne 和 James 提出上颌窦底提升术以来，口腔种植医师对上颌窦，特别是上颌窦底骨增量的临床程序和成骨机制，有了越来越深入的探索和认识。我个人时常感慨，上颌窦是一个"神秘而又充满吸引力"的区域，值得口腔种植医师不断去探究其中的奥秘。

上颌窦黏膜病变是设计和实施上颌窦底提升术时的一大"拦路虎"，困扰着众多的口腔医师。例如，上颌窦囊肿原本被认为是上颌窦底提升术的绝对禁忌证，但随着人们对上颌窦囊肿的认识不断加深，目前认为经过适当的评估和处理，可以完成上颌窦底提升和骨增量，并取得良好效果。但如何对上颌窦囊肿进行合理评估、正确处理，并选择合适的上颌窦底提升植骨时机，学界仍存在一些争议，未能完全达成一致。由南方医科大学口腔医院（广东省口腔医院）牙周种植科联合口腔种植中心团队，在查阅了大量文献的基础上，结合南方医科大学口腔医院 20 多年的口腔种植临床经验，总结撰写了这本《上颌窦黏膜病变的口腔种植风险分析与临床策略》。该书立足口腔种植，着眼临床实际，结合对上颌窦黏膜病变的前沿研究结果，条分缕析地对上颌窦黏膜病变进行了分类，清楚地提出了上颌窦内可能存在的风险及并发症，抽丝剥茧地阐明了不同情况下不同处理方式的循证医学根据。同时，该书在撰写过程中插入了丰富多彩的示意图及临床照片，生动形象地阐述了作者的观点。为此，我向业界同道，尤其是上颌后牙区种植时碰到上颌窦黏膜病变等问题的医师推荐此书，希望大家从中受益。

再次感谢南方医科大学口腔医院（广东省口腔医院）牙周和种植团队为我们编写了如此精彩的一部专著。感谢容明灯教授和本书编者们在上颌窦底提升领域的积极探索和贡献。百花竞放，争奇斗艳，我们欣喜于看到国内中青年口腔种植医师的努力上进，希望我国的口腔种植事业发展得越来越好！

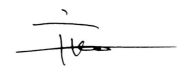

中华口腔医学会第六届口腔种植专业委员会主任委员

北京口腔种植培训中心（Beijing Implant Training College，BITC）首席教官

北京瑞城口腔医院首席专家

于北京

2024 年 3 月 21 日

口腔种植技术是口腔医学具有代表性的新技术之一,该技术的出现提高了口腔修复的技术水平,较明显改善了患者的生活质量,并且随着媒体的宣传与推广,人民群众对种植牙的关注度也显著提高。

20世纪90年代以前,骨质结构疏松、缺牙后牙槽骨大量吸收,以及上颌窦气化等原因,造成上颌后牙区骨量常有不足,从而导致该区域种植修复难度大、失败率高的困境;上颌后牙区的种植修复常令人望而生畏,甚至有学者将此处称为"种植手术禁区"。

上颌窦底提升术及骨增量技术的出现,解决了这一困境,为上颌后牙区缺牙患者带来了希望。但是上颌窦底提升术仍存在技术敏感性高、并发症风险较高等问题,尤其是上颌窦黏膜增厚、存在囊肿等病变时,手术的复杂性和难度更是显著增加。如何正确掌握该区域的解剖学特点,准确分析手术风险,熟练掌握术中、术后可能存在的并发症及处理方案,是目前口腔种植的临床难点。

南方医科大学口腔医院(广东省口腔医院)容明灯教授团队和徐淑兰教授团队对此进行了深入持久的研究,具有丰富的临床经验。20多年来,他们通过大量手术积累了丰富的临床经验,并对长期以来积累的经验与资料进行了梳理、整合,编写了这本《上颌窦黏膜病变的口腔种植风险分析与临床策略》。本书向读者介绍了伴上颌窦病变的各类口腔种植病例,从解剖生理学基础到临床检查、诊断及分类,从手术的基本原则到不同黏膜病变的临床操作要点,从成功的临床经验到各类并发症的预防及处理方案,内容精彩纷呈,引人入胜。这是一本在理论、实践、研究方面都具有极佳表现的好书,相信一定会受到口腔种植相关临床工作者的欢迎。

我祝贺这本专著的出版发行,并且将其推荐给所有从事口腔种植工作的同道们,希望读者通过阅读本专著而有所收获。同时也感谢容明灯教授团队和徐淑兰教授团队的辛勤付出,感谢出版社编辑们为中国的口腔种植事业蓬勃发展所作出的贡献!

中华口腔医学会第三届口腔美学专业委员会主任委员

中华口腔医学会第七届口腔种植专业委员会候任主任委员

中华口腔医学会第六届理事会常务理事

于福州

2024年3月21日

序 四

　　早年上颌窦区域种植作为"种植手术禁区"，被排除在 Brånemark 教授的严格适应证之外。20 世纪 80—90 年代，随着上颌窦底外提升和内提升技术的出现，上颌窦种植外科才逐渐走进大众的视野。近 30 年来，口腔种植技术蓬勃发展并逐渐成熟，已经成为口腔医学领域发展最快的临床应用技术。但上颌骨作为颌面部重要的组织结构，不仅是一个骨性结构，其内侧所覆盖的黏骨膜及所包含的气腔结构还赋予了上颌窦区域种植及修复后的不确定性。病变的上颌窦黏膜可能在种植体或生物材料植入后造成不可逆转的并发症，给患者带来巨大的痛苦。因此，上颌窦区域种植对口腔种植医师而言是重要的临床挑战之一。

　　南方医科大学口腔医院（广东省口腔医院）牙周种植科容明灯教授团队与我的团队一样，长期从事上颌窦种植外科及临床修复的研究工作，基于大量循证医学证据和丰富的临床经验，他们编写了《上颌窦黏膜病变的口腔种植风险分析与临床策略》这本书。本书立意独特，从上颌窦黏膜病变角度出发，结合临床检查、影像学检查及组织学检查等多方面内容，深入构建了上颌窦黏膜病变情况下的种植逻辑构架，并结合大量文献及临床经验给予种植专科医师临床处理的要点指导和操作注意事项。全书图文并茂，理论翔实，在强调上颌窦不同黏膜病变处理方式的同时，涵盖了当代口腔种植学的一系列先进技术。从上颌窦种植外科到修复后的远期效果，在这本专著中都有较为详尽的描述，不失为一本上颌窦种植及上颌窦黏膜病变处置的重要临床操作指南。

　　容明灯教授作为口腔牙周种植领域出类拔萃的学者，历时 5 年组织编写了本书，针对性地分析上颌窦黏膜病变患者的牙周、种植临床策略。我相信本书的出版一定会受到广大医师同道的欢迎，感谢容明灯教授、徐淑兰教授团队为本书作出的贡献。相信在口腔种植学发展方兴未艾的当下，这本书会为口腔种植技术，尤其上颌窦区域种植技术的规范化推广和技术普及，起到重要促进作用。

中华口腔医学会第七届口腔种植专业委员会主任委员

上海交通大学医学院附属第九人民医院口腔种植科主任

于上海

2024 年 3 月 21 日

自 序

还记得多年前笔者刚开始接触上颌窦底提升术时，感觉"不过如此"，那时候初生牛犊不怕虎。慢慢地接触多了，才知道"不登高山，不知天之高也；不临深溪，不知地之厚也"。在一例急性上颌窦炎的偶然与必然中，让我有了"如履薄冰"的感受。后来，多次遇见上颌窦底的"黏膜增厚""囊性物"，甚至"恶性病变"等一个又一个的"坑"，让我深感"窦深莫测""玄之又玄"。正所谓"玄之又玄，众妙之门"，我和我的团队对上颌窦底黏膜病变的多样性和复杂性充满了好奇，开始关注这些"坑"，开始研究"众妙之门"，于是便有了本书。

笔者团队一起收集相关的临床资料，查阅国内外文献，聆听国内外上颌窦底提升领域专家的独到分享，共同剖析上颌窦的生理结构，梳理上颌窦黏膜病变的种类，归纳不同病变的特点和手术的难点，结合临床实践经验，决策手术时机与术式选择。本着如何让正在开展或将要开展口腔种植的同行们少走弯路、为解决临床痛点提供一定的参考价值的初衷，《上颌窦黏膜病变的种植风险分析与临床策略》一书的撰写工作拉开了序幕。

"落其实者思其树，饮其流者怀其源"。本书的顺利出版和我家人的支持分不开，尤其是我的爱人。她毫无怨言地默默付出，让我无后顾之忧，潜心钻研热爱的口腔种植与牙周事业，安心撰写书稿。可以说，没有她的支持，就没有本书。

本书是南方医科大学口腔医院（广东省口腔医院）牙周种植科与口腔种植中心团队多年工作的总结。在此，我要感谢编写团队的所有成员，感谢科室的医护团队对我平时工作的支持。本书的每一个文字、每一张图片、每一个病例和每一个观点，都凝聚着他们的辛苦和汗水，没有他们的默契合作与坚持，也就没有本书。

本书也是南方医科大学口腔医院（广东省口腔医院）与人民卫生出版社合作的智慧结晶。本书的版式设计巧妙地将学术与艺术融为一体，画面感突出。在此特别感谢人民卫生出版社各位老师的指导。

本书更是各位学术前辈和同行朋友对我们团队支持的结果。在此，尤其感谢周磊老师、宿玉成老师、陈江老师和赖红昌老师长期以来对我们的教导与帮助，并亲笔为本书作序，没有他们的支持就没有本书。

本书在解剖与病理图片方面，还得到了南方医科大学徐会勇老师、冶亚平老师、欧阳钧老师，以及广东医科大学凌瑞老师的无私赠予，在此表示感谢；同时，还要感谢南方医科大学口腔医院（广东省口腔医院）李少冰主任、卢海宾副主任、杨勇医师，感谢他们愿意将经典病例分享在此书；感谢中山大学附属第一医院陈枫虹副主任医师提供教科书式的耳鼻咽喉专业病例;感谢中山大学附属第一医院耳鼻咽喉科左可军教授和我的研究生同学谢福权副主任医师在耳鼻咽喉科方面的专业指导;感谢我的大学同学凌红玲副主任医师在修辞上对书稿进行了细致的检查及修改。

在本书即将出版之日,感谢南方医科大学口腔医院(广东省口腔医院)各位领导对本书出版工作的鼎力支持。特别感谢我的恩师周磊教授,他把我引进口腔种植的知识海洋,从我入学到现在,对我的谆谆教导和无私关爱。同时,也忘不了徐淑兰老师指导我种植的第一颗牙;忘不了张雪洋老师教我牙周与种植的融合之道;忘不了刘卫平老师对我第一台侧壁开窗手术的信任与鼓励……忘不了所有在我前进道路上的引路人和信任我的患者朋友们,没有他们对我的栽培和信任,也就没有本书。

在口腔种植成长道路上,我要感谢的老师和朋友还有很多很多,未能一一提及,仍衷心感谢,望理解和包容。

于广州

2024 年 3 月 21 日

前 言

上颌窦底提升术是目前口腔种植临床中解决上颌后牙区骨量不足常用的骨增量技术。尽管上颌窦底提升术在技术和理念上已取得了很大的进步，但是关于上颌窦底骨量不足合并上颌窦底黏膜病变的种植病例，其手术风险与操作难度仍较大，这让不少口腔种植医师一筹莫展、望而却步。对于该类患者，术者只有掌握好上颌窦黏膜不同病变的种类及特点、手术时机与术式选择等知识，才能做出正确的临床决策，提高手术成功率。目前，国内仍缺乏专门针对这一疑难问题的专业指导书籍。

为解决以上临床困境，本书酝酿与编写历时5年，撰写团队基于口腔种植学的基础与临床研究，参考国内外相关文献和共识性论述，进行循证医学与医学循证研究，针对性地阐述了上颌窦黏膜病变的种植风险与临床策略。本书共计8章，章与章之间层层递进，紧密呼应。本书以图文并茂的方式，对与上颌窦底提升术密切相关的解剖生理学、组织病理学进行深入的研究，通过对大量的临床典型病例抽丝剥茧，紧扣着上颌窦黏膜病变的口腔种植策略，详细阐述了上颌窦黏膜病变的分类、种植时机选择、决策和临床技术，并以临床病例为主线，将其融会贯通，展示了上颌窦黏膜病变种植治疗多角度、多学科合作的精髓，主要亮点体现在以下方面：①将影像学分类与临床分类相结合；②系统分析上颌窦病变风险及其对种植治疗的影响；③与耳鼻咽喉科协作，展开对上颌窦黏膜病变的治疗及并发症的处理；④必要时选择短种植体及倾斜植入，避免在有严重病变的上颌窦处进行口腔种植手术。

"纸上得来终觉浅，绝知此事要躬行。"希望本书能带给您小小的启发，将理论与实践相结合，他山之石，可以攻玉，如能在临床工作中对您有所裨益，助您找到"众妙之门"，那就是我们最欣慰的事了。由于笔者平时临床、教学及科研工作繁忙和水平有限，因此本书难免存在不足之处，敬请各位专家同仁多包容，并给予斧正。

于广州

2024年3月21日

目 录

第一章 上颌窦的解剖生理学基础

第一节 上颌窦的应用解剖

一、正常上颌窦的解剖结构及影像学表现

上颌窦为人类四对鼻窦中的最大者,也是人体中最大的气腔。上颌窦位于上颌骨内,大致呈倒金字塔形,可分为底、前、后外、上、内五个壁。底壁,为上颌牙槽突;前壁,中央薄而凹陷,称为尖牙窝,在上颌窦根治术即柯-陆手术(Caldwell-Luc approach, CAL)时从此处进入上颌窦腔;后外壁,与翼腭窝和颞下窝毗邻;上壁,即眼眶的底壁,为一薄层骨;内壁,即鼻腔外侧壁的下部,主要由软骨组成(图 1-1-1)。

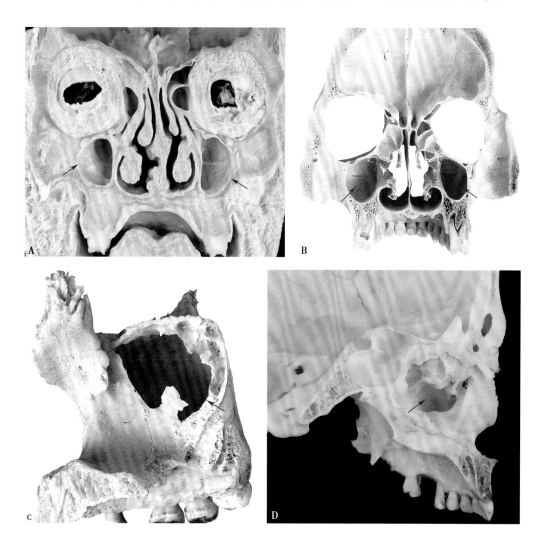

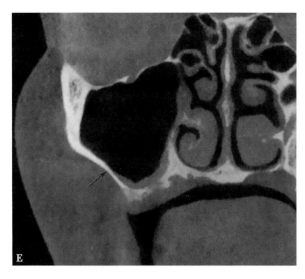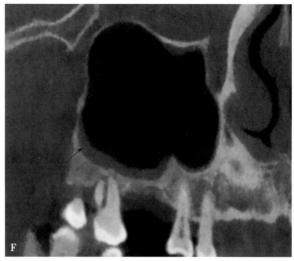

图 1-1-1　上颌窦的解剖结构及影像学表现

（图 1-1-1A ～图 1-1-1C 为南方医科大学基础医学院欧阳钧医师供图）

A. 尸体解剖冠状位示上颌窦（箭头示）；B. 颅颌面骨冠状位示骨性上颌窦（箭头示）；C、D. 颅颌面骨矢状位示骨性上颌窦（箭头示）；E. CBCT 冠状位示上颌窦（箭头示）；F. CBCT 冠状位示上颌窦（箭头示）。

上颌窦开口在内壁的上方，开口至鼻腔侧壁的半月裂孔向中鼻道引流。开口的大小在 1 ～ 17mm 不等，平均为 2.4mm。由于上颌窦开口较小、位置较高，因此并非通过重力来达到引流的效果，而是依赖于上颌窦黏膜表面毛发状纤毛的运动。

二、上颌窦黏膜的解剖结构及影像学表现

（一）解剖结构

上颌窦黏膜即上颌窦内侧覆盖着一层黏骨膜，位于上颌窦底处的黏骨膜也被称为施耐德膜（Schneiderian membrane）。正常上颌窦黏膜是一层薄且光滑的弹性黏膜，其颜色实质为偏透明的淡黄色，但由于上颌窦腔是一个相对密闭的不透光的骨性空间，因此当侧壁开窗后，从外透过黏膜向内看时，黑色的窦腔环境背景，使术者看到的黏膜呈现淡蓝色；如果患者长期吸烟，上颌窦黏膜的颜色会有可能偏黄，质地变得更脆。上颌窦黏膜从外到内包含三层结构，即骨膜层、高度血管化的固有层，以及有纤毛的假复层上皮，这些纤毛指向上颌窦口。假复层上皮细胞主要由基底细胞、杯状细胞和纤毛细胞组成（图 1-1-2）。

值得注意的是，目前有的文献与一些著作中，也会使用"上颌窦黏骨膜"这一概念来突出上颌窦黏膜所包含的三层结构。关于"上颌窦黏膜"和"上颌窦黏骨膜"这两个专业名词的使用，目前仍未得到很好的统一。为了避免词义混淆，方便读者更好地理解本书相关知识，结合宿玉成教授主编的《口腔种植学词典》一书中对上颌窦黏膜和上颌窦黏骨膜的定义，在本书中作如下界定：在谈及上颌窦底提升术操作时，使用"上颌窦黏骨膜"这一名词；在谈及上颌窦腔的病变时，使用"上颌窦黏膜"这一名词。同时，考虑到整本书的主线是黏膜的病变，因此在书名、章名和节名上采用"上颌窦黏膜"这一名词。

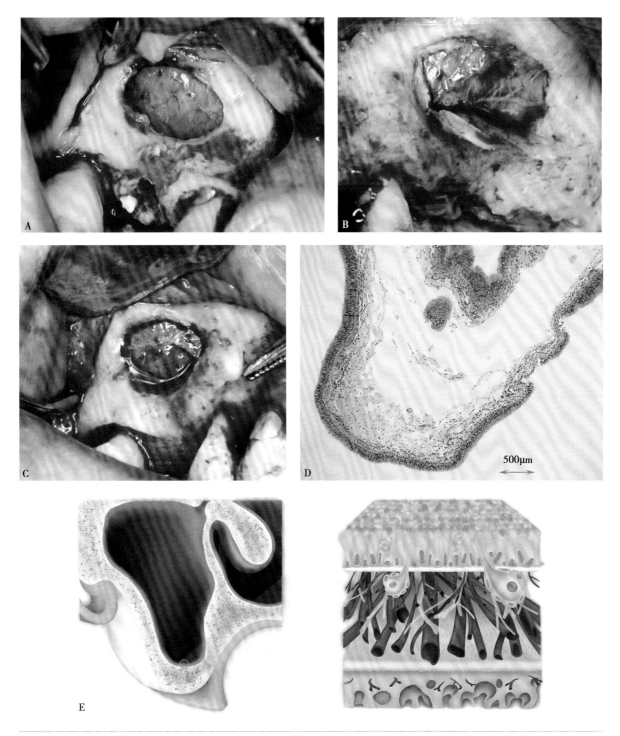

图 1-1-2　上颌窦黏（骨）膜的解剖结构

A. 侧壁开窗上颌窦底提升术中示上颌窦黏骨膜的外侧面；B. 上颌窦黏骨膜的骨膜层可见弹性纤维；C. 上颌窦黏骨膜的骨膜层破裂，黏膜层仍保持完整；D. 正常上颌窦黏骨膜的组织学切片；E. 上颌窦黏骨膜分层示意图。

（二）影像学表现

正常上颌窦黏膜在锥形束 CT（cone beam computed tomography，CBCT）上不显影或呈小于 2mm 的低密度影。Tos 和 Mogensen 通过对正常上颌窦黏膜的组织学切片进行测量分析，发现其厚度在 0.3～0.8mm。Insua 等对同一批尸体标本同时进行 CBCT 测量和解剖测量，发现 CBCT 测量得到的上颌窦黏膜平均厚度为0.79mm,显著高于解剖测量的0.30mm。他们推测可能的原因在于,CBCT上难以区分软组织与液体,从而导致测量结果存在误差。也有学者提出,考虑到尸体经过甲醛溶液浸泡后可能出现4.5%～4.6%的收缩,尸体标本测量结果不能完全代表正常上颌窦黏膜的状态。在临床实践中,临床医师往往更关心如何从术前CBCT等影像学表现上判断上颌窦黏膜的情况,但目前对正常上颌窦黏膜在CBCT影像中的厚度仍存在比较大的争议。Pommer等报道,在CBCT影像中,上颌窦底黏膜的平均厚度为0.09mm。而Bornstein等通过CBCT测量发现,健康上颌窦黏膜的平均厚度为2.74mm,而有慢性上颌窦炎的患者,黏膜平均厚度为1.21mm。大多数学者认为,CBCT影像中上颌窦黏膜厚度大于2mm为不健康的黏膜。

三、窦口鼻道复合体

窦口鼻道复合体(ostiomeatal complex,OMC)是耳鼻咽喉科的一个十分重要的解剖结构,是指以筛漏斗为中心的附近区域,包括筛漏斗、半月裂、钩突、筛泡、中鼻甲、前组鼻窦开口等一系列结构(图1-1-3)。窦口鼻道复合体的主要功能是帮助上颌窦、筛窦和额窦之间的黏液引流和通气。窦口鼻道复合体的解剖变异在慢性鼻窦炎的发病过程中起到重要作用。

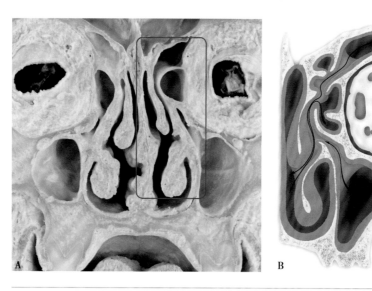

图1-1-3 窦口鼻道复合体的解剖结构
A. 尸体解剖冠状位示窦口鼻道复合体(蓝色线框标记范围示);B. 窦口鼻道复合体示意图(深绿色标记范围示)。

第二节 上颌窦黏膜的生理功能及机械性能

一、生理功能

有观点认为,人类的鼻窦,包括上颌窦,可能仅仅是进化上的一个残余结构,并没有任何的生理功能。而更多的学者认为,上颌窦具有以下生理功能,如发音时作为共振腔,呼吸时加热、加湿空气,扩大嗅觉区域,保持颅内温度,协助面部发育,在颅颌面外伤时吸收创伤保护脑部,减轻颅骨重量等等,笔者团队的观点亦是如此。

（一）免疫防御功能

上颌窦黏膜在上颌窦的免疫防御中起到重要作用。首先，上颌窦黏膜内侧的纤毛可以将杯状细胞分泌的黏液和窦腔内的脓液运送到窦口至鼻腔，降低上颌窦感染的风险。如果纤毛运动受阻或上颌窦窦口堵塞，上颌窦内的黏液易潴留，使上颌窦压力增大，可引发一系列症状，如眶下区触痛，甚至头痛。上颌窦黏膜感染初期，纤毛结构与正常黏膜纤毛相似；感染严重时，纤毛排列紊乱、缺如、脱落，可引起黏膜清除功能降低。其次，研究发现，上颌窦黏膜可能通过产生免疫球蛋白和分解酶来破坏过氧化酶及细菌细胞壁的肽聚糖，增强鼻部的免疫功能。再次，上颌窦腔和鼻腔都可以产生一氧化氮（nitric oxide，NO），但上颌窦中的 NO 浓度更高，NO 可以抑制病毒、细菌的增殖，并提高纤毛运动频率。

（二）成骨功能

较多的学者认为，上颌窦底黏膜具有成骨功能，主要是骨膜层发挥作用。Kim 等发现，上颌窦黏膜来源的骨髓间充质干细胞有成骨潜力，这可能是上颌窦底提升术后窦底新骨形成的关键。Srouji 等进行了动物实验研究，观察到上颌窦底黏膜含有骨膜样的细胞层。此后又进行了进一步研究，将上颌窦底黏膜的上皮层与固有层和骨膜样层分离后，将骨膜层折叠成袋状移植入裸鼠皮下，可见有大量类骨样组织形成，同时免疫组织化学染色结果证实，上颌窦底黏膜的骨膜样层成骨。他们据此提出，上颌窦黏膜可能含有骨祖细胞，进而分化形成成骨细胞而促进成骨。这些研究为上颌窦底提升的术后成骨提供了理论基础。

二、机械性能

Pommer 等从 20 具新鲜尸体上获取了上颌窦黏膜的标本，并对其机械性能进行了深入的研究。这些黏膜标本的平均厚度为 0.09mm，平均抗张强度为 7.3N/mm²。换句话说，当每平方毫米的上颌窦黏膜受到 7.3N 的力时，就会发生破裂。假设使用的 Summers 骨凿直径为 3mm，则其对上颌窦黏膜所施加的力不应超过 50N。Pommer 等同时发现，上颌窦黏膜越厚，抗张强度就越强。另外，上颌窦黏膜在一维方向的平均伸长率为 32.6%，二维方向的平均伸长率为 24.7%，平均弹性模量为 0.058GPa。

Pommer 等还发现，上颌窦黏膜与骨壁的结合强度范围为 0.015N/mm² ~ 0.103N/mm²，平均为 0.05N/mm²。在经牙槽嵴顶上颌窦底提升术中，提升的范围越大，高度越高，需要剥离的上颌窦黏骨膜的面积越大。而当剥离上颌窦黏骨膜所需要的力超过黏膜的抗张强度时，则容易发生上颌窦黏骨膜的破裂穿孔。

第三节 上颌窦黏膜的血供及神经支配

一、血供

上颌骨的血供主要来源于上颌动脉（maxillary artery）。上颌动脉为颈外动脉的分支，颈外动脉（external carotid artery）自颈总动脉起始后，先在颈内动脉前内侧，再略向前弯上行，而转向上外，经二腹肌后腹及茎突舌骨肌深面,穿腮腺实质或其深面,行至下颌骨髁突颈部内后方,分出上颌动脉与颞浅动脉两条终支。上颌动脉又称颌内动脉,位于面侧深区。上颌动脉在下颌骨髁突颈部的内后方起于颈外动脉,经髁突颈部的深面前行至颞下窝,通常在翼外肌的浅面或在深面,行向前上,经翼上颌裂进入翼腭窝。

（一）上颌动脉的分段

上颌动脉依其行经与骨和肌的关系可分为三段（图 1-3-1）。

1. 第一段　即下颌段,由起始处至翼外肌下缘,横行于髁突颈部深面、耳颞神经浅面。此段动脉越过其深面的下牙槽神经,并沿翼外肌下缘续于第二段。下颌段的主要分支,包括脑膜中动脉及下牙槽动脉。

2. 第二段　即翼肌段,为最长的一段。通常经翼外肌下头的浅面（有时在肌的深面）斜向前上,行于颞肌深面,经翼外肌两头之间至翼上颌裂。翼肌段的分支与面动脉、颞浅动脉、眼动脉的分支相吻合。

3. 第三段　即翼腭段,为上颌动脉的末段,经翼上颌裂进入翼腭窝。翼腭段的分支,包括上牙槽后动脉（posterior superior alveolar artery, PSAA）、眶下动脉（infraorbital artery, IOA）、腭降动脉及蝶腭动脉。

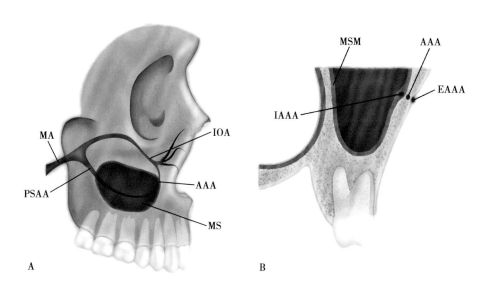

MA. 上颌动脉；PSAA. 上牙槽后动脉；IOA. 眶下动脉；AAA. 牙槽上颌窦动脉；MS. 上颌窦；
MSM. 上颌窦黏膜；IAAA. 内侧牙槽上颌窦动脉；EAAA. 外侧牙槽上颌窦动脉。

图 1-3-1　上颌窦的血供示意图
A. 上颌窦相关动脉的解剖示意图；B. 牙槽上颌窦动脉的 3 种不同位置示意图。

（二）上颌窦黏膜的血供

上颌窦黏膜的血供主要与上牙槽后动脉和眶下动脉相关。

1. 上牙槽后动脉　于上颌动脉即将进入翼腭窝处发出,沿上颌体后面下行,发出分支穿牙槽孔,进入上颌窦后壁的牙槽管,分布于上颌磨牙、前磨牙及上颌窦黏膜。另有分支沿骨面继续向前下行,供应上颌磨牙及前磨牙牙槽突颊侧黏膜和牙龈。

2. 眶下动脉　起于上牙槽后动脉起点附近,或与上牙槽后动脉共干发出,经眶下裂进入眶腔,沿眶下沟、眶下管前行,出眶下孔至面部,在颧小肌、提上唇肌和提上唇鼻翼肌深面,供应颊的前部、上唇根部及唇侧牙龈,并与上唇动脉和内眦动脉相吻合。

眶下动脉在眶下管内发出上牙槽前动脉,经上颌窦前外侧壁的牙槽管至牙槽突供应上颌前牙、牙周组织及上颌窦黏膜。上牙槽前后动脉在上颌窦前及后外侧壁内相互吻合,这一吻合支被称为牙槽上颌窦动脉(alveolar antral artery,AAA)。研究中常将上牙槽后动脉和牙槽上颌窦动脉混为一谈,本书亦不对二者进行严格区分,下文统称为"上牙槽后动脉"。

上牙槽后动脉在上颌窦外侧壁走行,是上颌窦骨壁及上颌窦黏膜的主要血供来源。侧壁开窗上颌窦底提升术中可能损伤上牙槽后动脉,引起出血,影响手术视野。如果受损的血管术后继续出血,则可能导致骨移植物的移位,影响成骨效果。尸体解剖研究显示,97%的上牙槽后动脉直径小于2mm,男性的上牙槽后动脉更粗,且上牙槽后动脉的直径与年龄呈正相关(图1-3-2)。

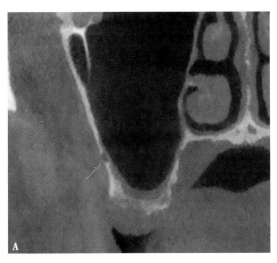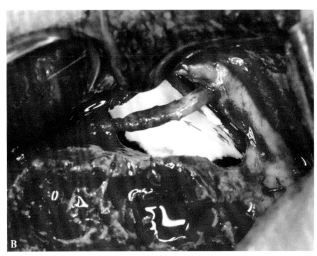

图1-3-2　上颌窦后外壁的上牙槽后动脉
(南方医科大学口腔医院卢海宾医师供图)
A. CBCT冠状位示上牙槽后动脉(箭头示);B. 侧壁开窗上颌窦底提升术中所见的上牙槽后动脉(箭头示)。

(三)上牙槽后动脉的解剖位置

尸体解剖研究中,上牙槽后动脉的发现率是100%。国人尸体解剖研究显示,上牙槽后动脉在上颌第二磨牙、第一磨牙、第二前磨牙、第一前磨牙处与牙槽嵴顶的平均距离逐渐加大,分别为(15.57±0.53)mm、(16.07±0.30)mm、(18.96±0.43)mm、(21.27±0.61)mm。同时,上牙槽后动脉与上颌窦底的距离也逐渐加大,分别为(6.68±0.26)mm、(7.26±0.34)mm、(8.54±0.45)mm、(9.81±0.43)mm。

在CT研究中,上颌第一前磨牙、第二前磨牙、第一磨牙和第二磨牙的上牙槽后动脉发现率分别为28.9%、58.6%、48.2%和41.4%,而上牙槽后动脉在尸体标本上的发现率为100%。这一差异可能的原因在于,CBCT可以观察到位于骨内的上牙槽后动脉,但如果上牙槽后动脉走行在骨外或上颌窦内膜,则不能准确发现。也有学者认为,在CBCT上无法显示的上牙槽后动脉直径一般较小,临床意义不大。Danesh-Sani 等的 CBCT 研究结果显示，60.58% 的病例可以在 CBCT 上发现上牙槽后动脉。CBCT 上，上牙槽后动脉的平均直径为 1.17mm（范围为 0.4～2.8mm），其中 37.8% 的血管直径小于 1mm，55.8% 在 1～2mm，6.4% 大于 2mm。CBCT 上，上牙槽后动脉与上颌窦底距离的均值为 8.16mm，最小距离为 0.43mm。

段志坚等则通过 CBCT 研究发现，上牙槽后动脉骨孔下缘与剩余牙槽嵴顶间距离均值为（17.92±5.68）mm。国外的一些研究显示，从上牙槽后动脉到无牙颌牙槽嵴顶间的距离大约在 18.0～18.9mm。上牙槽后动脉在 CBCT 上的研究结果与尸体解剖研究结果相类似。

二、神经支配

上颌窦与相邻的牙槽嵴、牙有着相同的感觉神经支配，即三叉神经的上颌支，上颌神经（V2）。上颌神经从 Meckel 腔中的三叉神经节发出后，从海绵窦下壁的前方经过，经圆孔出颅，然后进入翼腭窝的上部。上颌神经的主干继续向前成为眶下神经，经过上颌窦上壁的眶下裂，继而从眶下孔穿出，支配鼻、面颊、上唇及下眼睑的感觉。

上牙槽后神经（posterior superior alveolar nerve，PSAN）是上颌神经在翼腭窝内发出的分支。上牙槽后神经行经上颌骨的颞下面下方，沿途发出许多小分支到牙龈颊侧黏膜，最终进入上牙槽管并支配磨牙的感觉。上颌神经在眶底的眶下裂走行过程中发出上牙槽中神经（存在于 30%～72% 的人群中）。上牙槽神经丛与所有的上牙槽神经相连，并支配切牙、尖牙、前磨牙和第一磨牙，以及其牙龈、上颌窦黏膜、鼻腔前下部的感觉。

支配上颌窦黏膜分泌功能的副交感神经纤维来源于面神经的中间神经，从翼腭神经节换元后跟随三叉神经第二支上颌神经分布到上颌窦黏膜（图 1-3-3）。

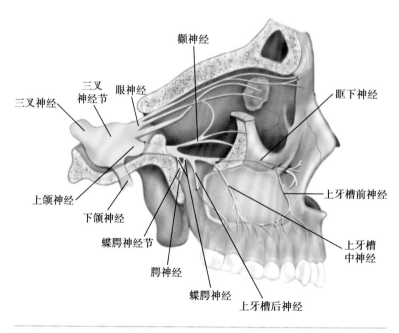

图 1-3-3　上颌窦相关神经的解剖示意图

三、淋巴引流

上颌窦的淋巴引流是由翼腭淋巴管丛到咽鼓管和鼻咽部的淋巴，最后注入颈外和咽后淋巴结。

（杨子楠　容明灯）

参考文献

1. TOS M, MOGENSEN C.Mucus production in chronic maxillary sinusitis.A quantitative histopathological study.Acta Otolaryngol, 1984, 97（1/2）: 151-159.

2. INSUA A, MONJE A, CHAN H L, et al.Accuracy of Schneiderian membrane thickness: a cone-beam computed tomography analysis with histological validation.Clin Oral Implants Res, 2017, 28（6）: 654-661.

3. POMMER B, DVORAK G, JESCH P, et al.Effect of maxillary sinus floor augmentation on sinus membrane thickness in computed tomography.J Periodontol, 2012, 83（5）: 551-556.

4. BORNSTEIN M M, CHAPPUIS V, VON ARX T, et al.Performance of dental implants after staged sinus floor elevation procedures: 5-year results of a prospective study in partially edentulous patients.Clin Oral Implants Res, 2008, 19（10）: 1034-1043.

5. KIM M J, JUNG U W, KIM C S, et al.Maxillary sinus septa: prevalence, height, location, and morphology. A reformatted computed tomography scan analysis.J Periodontol, 2006, 77（5）: 903-908.

6. POMMER B, UNGER E, SÜTÖ D, et al.Mechanical properties of the Schneiderian membrane in vitro.Clin Oral Implants Res, 2009, 20（6）: 633-637.

7. ROSANO G, TASCHIERI S, GAUDY J F, et al.Maxillary sinus vascular anatomy and its relation to sinus lift surgery.Clin Oral Implants Res, 2011, 22（7）: 711-715.

8. SOLAR P, GEYERHOFER U, TRAXLER H, et al.Blood supply to the maxillary sinus relevant to sinus floor elevation procedures.Clin Oral Implants Res, 1999, 10（1）: 34-44.

9. 倪王成, 晏玉洁, 魏祯杰, 等.上牙槽后动脉与上颌窦底、牙槽嵴位置关系的解剖学研究.中华解剖与临床杂志, 2017, 22（4）: 280-284.

10. DANESH-SANI S A, MOVAHED A, ELCHAAR E S, et al.Radiographic evaluation of maxillary sinus lateral wall and posterior superior alveolar artery anatomy: a cone-beam computed tomographic study. Clin Implant Dent Relat Res, 2017, 19（1）: 151-160.

第二章　上颌窦黏膜病变的临床检查及主要分类

第一节　上颌窦黏膜病变的临床检查

一、上颌窦黏膜病变的临床表现

对于确诊或怀疑有上颌窦黏膜病变（maxillary sinus membrane pathology，MSMP）的患者，首先我们要充分采集患者的病史信息，例如是否存在鼻塞、流涕、呼气异味（口臭）、嗅觉减退、鼻面部胀痛或麻木等症状。无论是上颌窦黏膜的慢性炎症、囊肿、真菌感染，还是上颌窦的恶性肿瘤，早期都可能出现不同程度的鼻塞、流涕、鼻面部胀痛等症状。

（一）流涕病史

对于流涕病史，临床上要追问患者鼻腔分泌物的颜色、性质（清亮？黏性？脓性？）及是否带血。分泌物的性质可帮助我们大致判断上颌窦炎症所处的阶段及致病菌的类型：炎性渗出期时，分泌物多为清亮或稍黏稠的透明液体；炎症坏死期时，分泌物转为黄色（金黄色葡萄球菌感染）或绿色（铜绿假单胞菌感染）的脓性黏液。一些侵袭性真菌感染或上颌窦癌的患者，还可表现为涕中带血。

（二）疼痛病史

对于疼痛病史，临床上需要了解疼痛的部位、性质、持续时间及是否有全身伴发症状（畏寒、发热、头痛）。上颌窦黏膜病变较为局限时，患者多无明显自主症状；当病变呈弥漫性扩散或侵犯邻近组织器官时，患者会出现相应区域的肿胀、疼痛或麻木不适。上颌窦的急性炎症在口内可表现为上颌后牙区的自发性、阵发性剧痛（与牙髓炎相鉴别）；上颌窦的恶性肿瘤突破上颌窦外侧骨壁侵犯至面颊部时，患者面部肿痛加剧；恶性肿瘤侵犯颅内时，患者可出现持续性的剧烈头痛。

（三）其他病史

此外，还需要了解患者的特殊用药史。长期服用抗生素或免疫抑制剂可引起患者机体的菌群失调和免疫力低下，增加细菌性、真菌性上颌窦炎的感染风险。临床检查包括上颌窦区检查和口腔检查。

1. 上颌窦区检查　检查双侧面中份的对称性；鼻面部肿胀及范围、表面皮肤的色泽和温度；上颌窦区对应面颊部有无扪痛或敲击敏感；双侧视力是否正常，有无复视或眼压增高等。

2. 口腔检查　对全口牙列整体检查后，我们需要重点关注上颌后牙的牙体完整程度（是否有楔状缺损、龋坏、牙折、残冠、残根等牙体缺损情况）、牙髓活力、根分叉病变、牙周状态、口腔上颌窦瘘等。

二、上颌窦黏膜病变的辅助检查

上颌窦黏膜病变的辅助检查有影像学检查、鼻内镜检查、穿刺检查、微生物学检查、病理学检查等。但在临床实际工作中,口腔医师尤其是专科口腔医院的口腔医师主要依赖影像学检查。本书对上颌窦黏膜病变的讨论也主要是基于其影像学表现来阐述的。因此,笔者在本章节中将重点对上颌窦黏膜病变的影像学特征进行论述。

(一)影像学检查

当前临床上用于上颌窦区域的影像学检查主要有全口牙位曲面体层片、CBCT、华特位片等,而螺旋 CT、磁共振成像(magnetic resonance imaging, MRI)、超声在口腔专科医院及诊所依然运用不多。相比于全口牙位曲面体层片,CBCT 因影像重叠、扭曲、失真度小,信息清晰度和空间分辨率高,可三维重建分析等优势而被广泛应用(图 2-1-1,图 2-1-2)。除了评估上颌后牙区缺失牙的剩余牙槽嵴高度、宽度及骨密度,我们也不应忽视对上颌窦黏膜及上颌窦腔健康状态的评估。

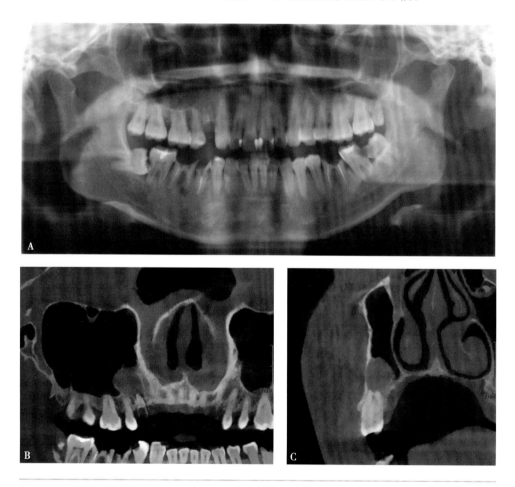

图 2-1-1　全口牙位曲面体层片与 CBCT 在诊断上颌窦黏膜病变中的应用(一)

A. 全口牙位曲面体层片示 14、15 根方上颌窦腔内有半圆形低密度影像,结构模糊;B、C. CBCT 多层面示根尖周囊肿突入上颌窦腔内,结构清晰。

影像学检查的灰度值(gray value)在一定程度上反映了病变内容物的性质,但螺旋 CT 的 CT 值和 CBCT 的灰度值显著不同。螺旋 CT 的 CT 值可理解为局部组织对放射线的透射衰减度,反映了

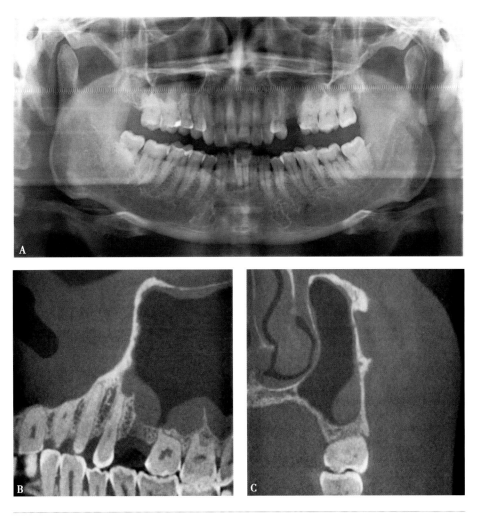

图 2-1-2 全口牙位曲面体层片与 CBCT 在诊断上颌窦黏膜病变中的应用（二）

A. 全口牙位曲面体层片示 24—27 根方上颌窦腔内低密度影像，结构模糊；B、C. CBCT 示同一患者多层面上颌窦的囊肿样病变，结构清晰。

该局部组织的影像学"密度"，单位为亨氏单位（Hounsfield unit，HU）。通常，将水和空气分别定为 0 和 −1 000HU 来对不同组织进行校准。常见组织的 CT 值如下：空气，−1 000HU；纯水，0HU；未凝固的血液，13～50HU；凝固的血块，50～75HU；黏液，−130～0HU；脓肿 / 脓液，0～45HU；骨松质，300～400HU；骨皮质，1 800～1 900HU。螺旋 CT 的 CT 值确实可以辅助我们判断上颌窦黏膜病变的性质。然而，口腔 CBCT 会因机器品牌、照射参数、视野范围等而导致不同的灰度值，其灰度值被认为是非标准化且难以校准的。因此，笔者团队认为 CBCT 可常规用于定性评估上颌后牙区的骨量、骨质，上颌窦的解剖变异和上颌窦黏膜的病变类型，但用来定量研究骨质密度时需要谨慎。

（二）鼻内镜检查

耳鼻咽喉科的医师常借助它来探查鼻道和鼻窦内的病变，并配合微创手术器械来开放狭窄或阻塞的上颌窦开口，切取窦腔内的组织行病理学检查或彻底切除病变组织。这种微创手术视野清晰，可较好地保护上颌窦内的解剖结构，有效解除鼻道 - 上颌窦开口复合体的阻塞，并促进上颌窦的术后引流（图 2-1-3）。上颌窦黏膜的完整性与健康状态，是我们实施上颌窦底提升术等治疗成功的关键。所以当我们遇到上颌窦内病变需要转诊耳鼻咽喉科行外科治疗时,应建议他们尽可能在鼻内镜下完成,以减少对上颌窦黏膜的创伤,尽可能地保护其结构与功能的完整性。

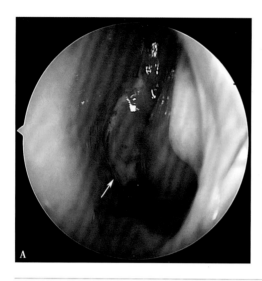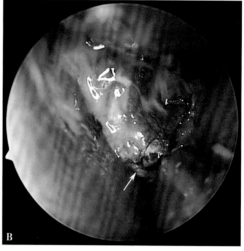

图 2-1-3　鼻内镜在诊治上颌窦黏膜病变中的应用

（中山大学附属第一医院陈枫虹医师供图）

A. 鼻内镜下上颌窦开口处黏膜水肿伴脓性分泌物（箭头示）,开口阻塞；B. 鼻内镜下微创手术器械钳取病变组织（箭头示钙化团块,伴脓性分泌物）。

（三）穿刺检查

上颌窦穿刺检查常用于化脓性上颌窦炎时穿刺引流脓液,耳鼻咽喉科医师通过下鼻甲附着处的鼻腔外侧壁进入窦腔,引流脓液并反复冲洗。对于体积较大的上颌窦黏膜软组织肿物,口腔医师可通过上颌窦后外壁的骨开窗口,或经预先定位的微创小孔来穿刺进入肿物（图 2-1-4 ）。穿刺检查可以了解上颌窦黏膜软组织肿物的性质,如实性、囊性,穿刺液的颜色、性质及有无结晶/干酪样物存在等。进一步,我们还可将穿刺液/物送病理学检查或实验室微生物学培养,以明确病变性质及病原微生物。

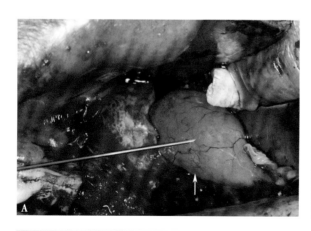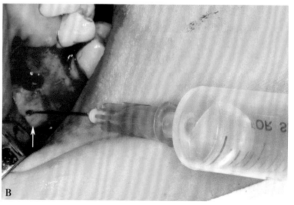

图 2-1-4　上颌窦囊性肿物的穿刺检查

A. 侧壁开窗上颌窦底提升术中摘除囊性物（箭头示）；B. 经上颌窦后外壁上的微创小孔（箭头示）来穿刺,穿刺探查示肿物为囊性,可抽出淡黄色清亮囊液。

（四）病理学检查

病理学检查是诊断上颌窦黏膜病变的金标准。当上颌窦黏膜病变的范围较大，或怀疑为巨大黏液囊肿或恶性肿瘤时，我们应先采取活组织检查来确诊，并根据病理结果来制订后续治疗方案。活组织检查通常建议由耳鼻咽喉科的医师行鼻内镜手术来完成，特殊情况下也可由我们口腔医师经上颌窦的侧壁开窗口来切取部分或摘除全部的病变组织。近年来，越来越多的口腔种植医师采用经侧壁开窗口的方式，来摘除影响上颌窦底提升术效果的上颌窦黏膜病变。切除的任何病变组织，理论上均应送病理学检查，以免发生上颌窦病变的漏诊或误诊（图 2-1-5）。

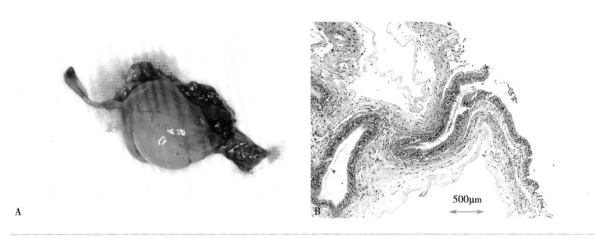

图 2-1-5　上颌窦黏膜肿物的病理学检查
A. 侧壁开窗上颌窦底提升术摘除的上颌窦黏膜肿物，肿物呈囊性，质软，带蒂；B. 病理学检查结果（标尺 500μm）示肿物囊壁外附着有纤毛柱状上皮的上颌窦黏膜，"囊肿"无衬里上皮结构。

第二节　上颌窦黏膜病变的主要分类

有研究报道上颌窦黏膜病变在口腔种植患者中的检出率高达 45.1%。我们将其病因划为两类：一是窦外因素，例如邻近的根尖周炎、牙周炎、残根及种植体脱入上颌窦、季节环境、过敏性鼻炎、吸烟等；二是窦内因素，包括上颌窦开口（主窦口和副窦口）阻塞导致黏液回流障碍和窦内原发疾病。事实上，任何损害上颌窦的黏液转运及通气引流功能的因素，都能诱发或加重黏膜的病变。

上颌窦黏膜病变的种类繁多，影像学表现不一，研究报道中常见的 CBCT 影像类型，包括：①上颌窦黏膜增厚（pathological membrane thickening）；②黏膜息肉/囊性病变（polyp/cyst-like）；③上颌窦液平面与浑浊（sinus liquid level & opacification）；④上颌窦高密度阻射影（sinus radiodensities）。

本书中，我们将上述影像学类型同科室的临床实践相结合，将上颌窦黏膜病变从临床角度分为以下三类：①上颌窦黏膜增厚（pathological membrane thickening）；②上颌窦囊肿（sinus cysts）；③与上颌窦黏膜相关的其他病变（other sinus membrane-related lesions），包括上颌窦液平面（sinus liquid level）、上颌窦浑浊（sinus opacification）、上颌窦高密度阻射影（sinus radiodensities）、真菌性上颌窦炎（fungal sinusitis）和上颌窦癌（maxillary sinus carcinoma）等。

<h2 style="text-align:center">第三节　上颌窦黏膜增厚</h2>

一、上颌窦黏膜增厚的定义与病因

（一）上颌窦黏膜增厚的定义

上颌窦黏膜增厚是最常见的上颌窦黏膜病变类型，检出率在40%～60%。上颌窦黏膜增厚是影像学诊断而非临床诊断，黏膜增厚指CBCT等影像学检查示上颌窦黏膜呈现不同形态与程度的厚度异常。当前，关于黏膜增厚的厚度阈值仍存在较大争议，出现了1mm、2mm、3mm、4mm、5mm等多种标准。尽管如此，"厚于2mm"仍被广泛采纳为黏膜增厚的诊断标准。这主要是因为厚于2mm的黏膜在大多数上颌窦炎的患者中都能被影像学检查检出；而薄于2mm者在CBCT上难以显影；采用一个合理但稍小的阈值有利于提高检出率，同时增强临床医师对此的关注度。

在缺乏鼻内镜检查的情况下，CBCT分析上颌窦黏膜病变依然可靠可行。

（二）病因

上颌窦黏膜增厚可单发，或伴随其他病变类型如上颌窦炎或囊肿等发生。目前，上颌窦黏膜增厚的病因学仍未有共识，可能的致病因素大致分为牙源性因素与非牙源性因素两大类。牙源性因素有牙髓疾病、根尖周疾病、牙周疾病等；非牙源性因素有鼻炎或鼻窦炎、过敏性疾病、窦口鼻道复合体的解剖变异如鼻中隔偏曲，还有窦腔分隔等。其中，慢性上颌窦炎最能引发上颌窦黏膜的增厚，增厚黏膜的组织学特点为：①上皮损伤，如纤毛功能受损、纤毛缺失、上皮细胞脱落等；②上皮下增厚，通常是基底膜的增厚，被视为气道改建相关的一个长期炎性标志；③固有层纤维化和嗜酸性炎症细胞浸润，通常是首发的组织学病变，且在病变过程中起重要作用；④最后可能伴有杯状细胞和腺体增生，分泌增加（图2-3-1）。

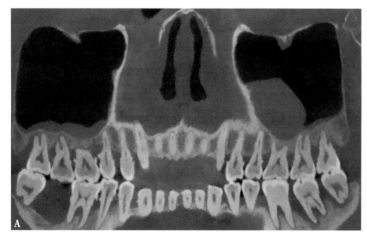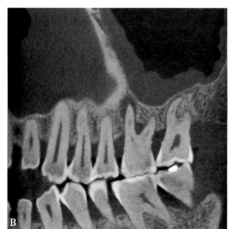

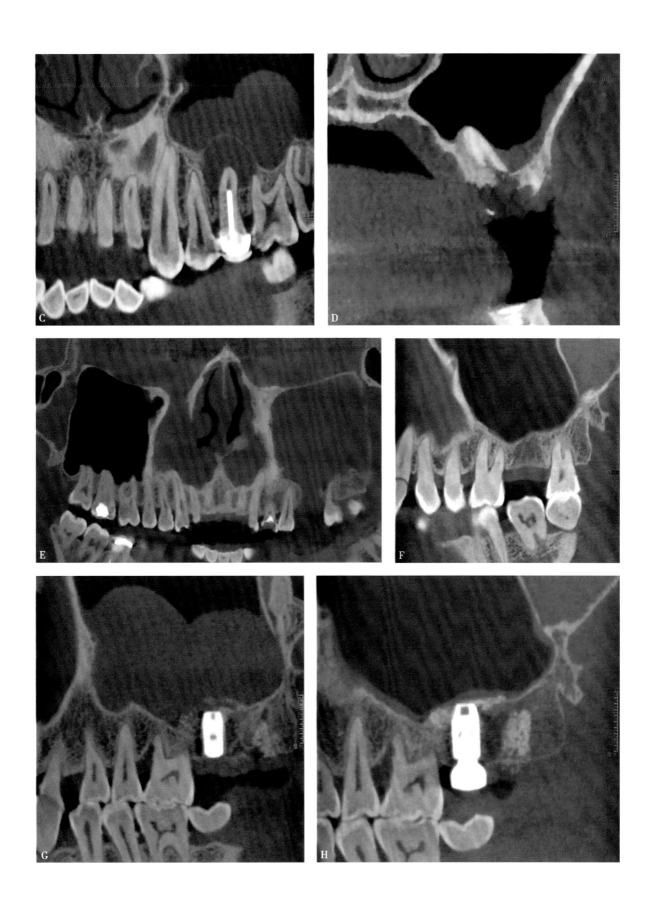

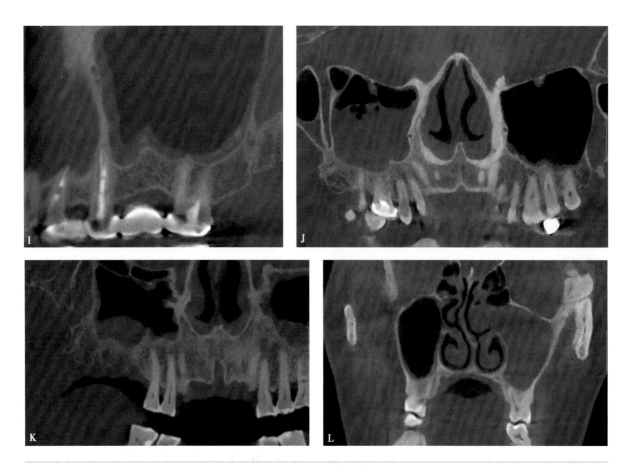

图 2-3-1　CBCT 示上颌窦黏膜病变及各种可能因素

A. 活动期牙周炎伴右侧上颌窦黏膜的病理性增厚；B. 26 慢性根尖周炎（根尖周肉芽肿）伴黏膜的病理性增厚；C. 25 慢性根尖周炎（根尖周肉芽肿）伴黏膜的病理性增厚；D. 窦腔 26 残根滞留伴黏膜的病理性增厚；E. 26 上颌窦瘘伴左侧上颌窦充满型浑浊；F～H. 27 行经牙槽嵴顶上颌窦底提升术，术前黏膜健康，术后即刻肿胀，术后 1 年黏膜逐渐恢复；I. 过敏性鼻炎相关的左侧上颌窦黏膜病理性增厚；J. 术前鼻窦炎相关的右侧上颌窦浑浊病变；K. 右侧上颌窦内骨性分隔伴黏膜的病理性增厚；L. 术前鼻窦炎伴鼻中隔偏曲、右侧上颌窦黏膜的病理性增厚和左侧上颌窦充满型浑浊。

　　此外，上颌窦底提升术也可能会导致上颌窦黏膜的增厚。研究表明，上颌窦黏膜在行上颌窦底提升术治疗后会出现即刻的水肿反应，在术后 1 周时肿胀达到高峰，并在术后 6 个月恢复至术前水平，但有些患者在术后 12 个月，其厚度反而有所减小，这些均为上颌窦黏膜的"顺应性反应"现象。但有少数患者在上颌窦底提升后 12 个月后黏膜仍表现为增厚的状态，这与上颌窦黏膜在术前的健康状态有关系。

二、上颌窦黏膜增厚的分级

　　上颌窦黏膜的增厚形式各异，在临床上经常以混合形式出现，即在单侧上颌窦的不同区域或两侧上颌窦内出现不同的增厚类型。基于当前文献研究中的分类方法并结合科室的临床实践，笔者团队提出了以临床为导向的上颌窦黏膜的形态分类及厚度分级的方法（图 2-3-2）。

（一）上颌窦黏膜的形态分类

1. 健康　黏膜薄于 2mm 或 CBCT 上不显影。

2. 平坦型　黏膜较均匀地内衬于上颌窦腔的骨壁上，无明显的凹凸形态。

3. 半圆型　呈半圆/椭圆形，类似囊肿，于周围基底黏膜突起。

4. 充满型　黏膜增厚充满整个窦腔。

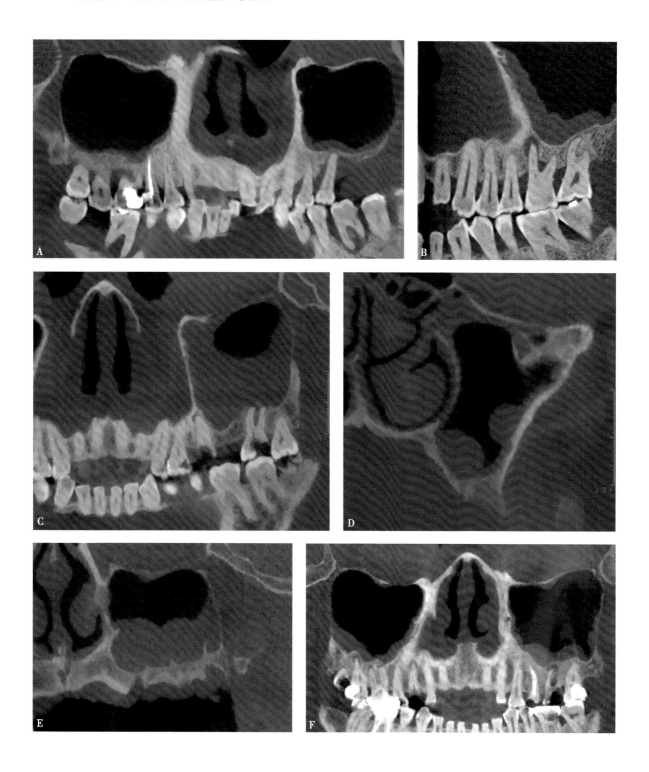

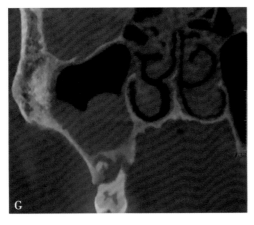
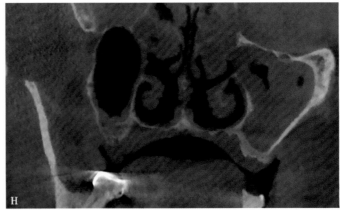

图 2-3-2　上颌窦黏膜病理性增厚的形态分类与厚度分级

A. 双侧上颌窦黏膜轻度平坦型增厚；B. 左侧上颌窦黏膜中度平坦型增厚；C. 左侧上颌窦黏膜重度平坦型增厚；D. 左侧上颌窦黏膜中度半圆型增厚；E. 左侧上颌窦黏膜重度半圆型增厚；F. 双侧上颌窦黏膜中度混合型（不规则型）增厚；G. 右侧上颌窦黏膜重度半圆型增厚；H. 左侧上颌窦黏膜充满型增厚，上颌窦开口阻塞。

5. 混合型　同侧窦腔内的黏膜同时出现平坦型和半圆型增厚的组合形态，又称不规则型增厚。

其中，平坦型增厚最为常见，半圆型增厚与上颌窦囊肿有时在影像上相似，二者的鉴别具体参见本节后续的鉴别诊断。但无论如何，该分类仅仅是基于病变的影像学特点，CBCT 无法真正区分半圆型增厚的黏膜和椭圆形的上颌窦囊肿。

（二）上颌窦黏膜的厚度分级

1. 健康上颌窦黏膜　0～2mm 或 CBCT 上不显影。

2. 上颌窦黏膜轻度增厚　>2～5mm。

3. 上颌窦黏膜中度增厚　>5～10mm。

4. 上颌窦黏膜重度增厚（通畅型）　>10mm，不充满窦腔，上颌窦开口通畅。

5. 上颌窦黏膜重度增厚（阻塞型）　>10mm，不充满窦腔，上颌窦开口阻塞。

6. 上颌窦黏膜充满型增厚　黏膜增厚充满整个窦腔，上颌窦开口阻塞。

我们进行该分类主要是考虑薄于 2mm 的黏膜是健康的，且可能不显影；小于 5mm 的黏膜增厚行上颌窦底提升术时风险较低，术后效果可预期；而大于 10mm 的黏膜增厚会显著增加种植治疗的不确定性；另外，上颌窦开口的通畅与阻塞情况也需要纳入考虑，因为术后黏膜肿胀会削弱上颌窦的通气引流功能。相比上颌窦黏膜的形态分类，厚度的分级具有更高的临床参考意义，具体参见本书后续相关章节。

第四节　上颌窦囊肿

一、上颌窦囊肿的定义与病因

（一）定义

上颌窦囊肿可以是影像学诊断，也可以是临床诊断。上颌窦囊肿是一种常见的上颌窦黏膜良性病变,国内人群的 CBCT 检出率为 23.4%,窦腔检出率为 15.5%,仅次于黏膜的病理性增厚。囊肿多呈窦腔内的半圆形 / 椭圆形的低密度软组织肿物影像,边界清晰,信号均匀。囊肿大小不一,可位于单侧或双侧上颌窦的窦底、顶壁或周壁等部位(图 2-4-1,图 2-4-2)。大样本回顾性研究表明,上颌窦囊肿的平均直径为 9.63mm,平均体积为 551.21mm³,大部分囊肿均位于侧壁(45.5%)及底壁(45.0%)。

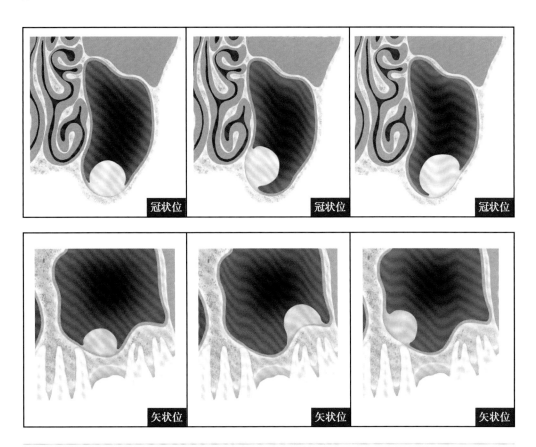

图 2-4-1　临床上常见的上颌窦囊肿位置分布示意图

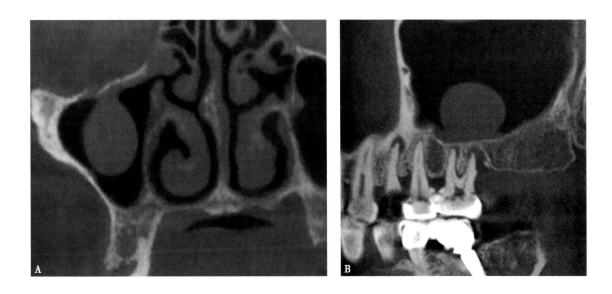

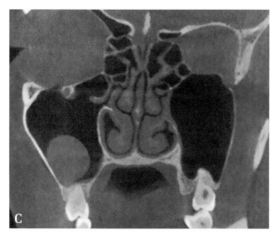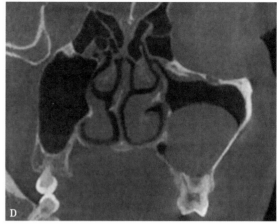

图 2-4-2　CBCT 示上颌窦腔内不同位置的囊性病变

A. 右侧上颌窦上壁见一巨大的黏膜息肉样变；B. 位于底壁的左侧上颌窦囊肿；C. 位于侧壁的右侧上颌窦囊肿；D. 位于底壁及侧壁的左侧上颌窦囊肿。

（二）病因

上颌窦囊肿在病因学上与上颌窦黏膜增厚类似，也具有牙源性与非牙源性两大类可能的致病因素。牙源性感染或过敏反应导致黏膜的腺体分泌过度，血管通透性增大，上颌窦黏膜内的黏液腺导管阻塞或黏膜表面的纤毛功能下降，排泄受阻，进而造成黏蛋白与干酪样物蓄积形成。此外，上颌窦黏膜的损伤、血管破裂、黏膜下出血抬升黏膜等，也会导致上颌窦囊肿的形成。

二、上颌窦囊肿的分类

上颌窦囊肿的分类方法仍存在不明确性甚至混乱性，当前上颌窦囊肿的分类方法多基于其影像学特点和医师的临床经验。事实上，上颌窦囊肿的影像学和组织学分类并非完全一致。譬如，临床医师根据 CBCT 表现将窦腔内的某软组织肿物诊断为假性囊肿，然而病理学检查最终结果有可能为黏液囊肿。

尽管病理学活组织检查是诊断上颌窦囊肿的金标准，笔者团队仍然认为有必要将上颌窦囊肿的组织学和影像学分类分开来讨论，原因主要包括：①医师往往不会采用摘除 / 穿刺等侵入性手段；②各类上颌窦囊肿的影像学表现不具有特异性，目前业内缺乏公认的鉴别诊断标准；③上颌窦囊肿的变异性大，即使是同一类囊肿也可以具有显著不同的影像学特点。由于无法在术前明确其组织学特性，我们只能在临床上先作出"上颌窦囊肿"的初步诊断。

（一）组织学分类

上颌窦囊肿诊断的金标准为病理学活组织检查。然而，活组织检查在临床诊疗中具有创伤性和滞后性。结合当前研究中的分类方法和科室的临床经验，我们对上颌窦囊肿分类如下：①潴留囊肿（mucous retention cysts）；②假性囊肿（antral pseudocysts）；③黏液囊肿（mucocele）；④术后黏膜下血肿及脓肿（post-operative maxillary hematoma/abscess）（图 2-4-3）。

我们在原有的组织学分类中增加了第四类"术后黏膜下血肿及脓肿"，是由于术后黏膜下血肿及脓肿可具有同上颌窦囊肿相似的软组织肿物样影像学表现，因此被一并归入到上颌窦囊肿的大分类中。但笔者团队在此着重强调，假性囊肿并非组织学定义上的真性囊肿，而血肿及脓肿也并非囊肿。

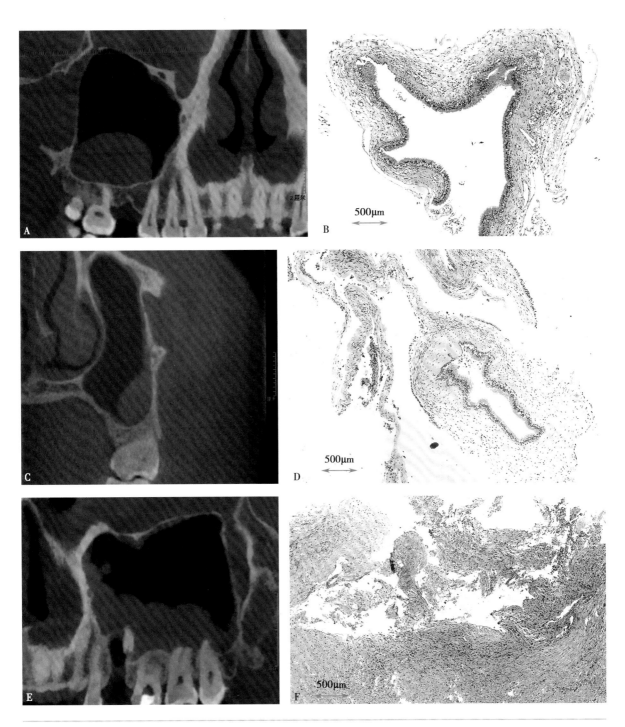

图 2-4-3　上颌窦囊肿的影像学表现及病理学表现

A、B. 影像学检查及病理学检查（标尺 500μm）示右侧上颌窦囊肿，"囊肿"外翻，无衬里上皮，为假性囊肿；C、D. 影像学检查及病理学检查（标尺 500μm）示左侧上颌窦囊肿，"囊肿"外翻，无衬里上皮，为假性囊肿；E、F. 影像学检查及病理学检查（标尺 500μm）示左侧上颌窦黏膜的病理性增厚（炎性肉芽），非囊肿。

　　1. 潴留囊肿　又称黏膜囊肿，属于分泌性囊肿（secretory cyst），由于上颌窦黏膜内的黏液浆液性腺导管阻塞，因此黏蛋白与干酪样物蓄积形成。囊肿具有衬里上皮，为真性囊肿。囊肿通常较小，呈圆球形或半球形,一个或多个,分布于单侧或双侧上颌窦。上颌窦开口附近腺体较多,是囊肿多发区域。潴留囊肿在影像学检查中常难以检出,且多无临床症状,也无须特殊处理。

2. 假性囊肿　属于非分泌性囊肿(non-secretory cyst),最为常见。囊肿无衬里上皮,非组织学上的真性囊肿。假性囊肿多由牙源性感染或过敏反应导致血管通透性增大,血浆成分外渗至软组织间隙内形成;或腺体导管破裂黏液外渗蓄积所致。CBCT 上呈现孤立的半圆 / 椭圆形低密度软组织肿物影像,囊肿的邻近区域常能发现牙周及根尖周病灶牙,且病灶牙的牙槽嵴高度常较低。体积较小的假性囊肿通常也不伴临床症状,可不用特殊处理。

3. 黏液囊肿　黏液囊肿的分类具有混乱性,具有广义与狭义之分。广义上,在人民卫生出版社出版的第 8 版《口腔组织病理学》一书中,对黏液囊肿定义为"一类由于小唾液腺导管破裂或阻塞所致的黏液外渗或潴留而发生的软组织囊肿。它常发生于下唇黏膜,其次为颊、口底、舌和腭部。"此类定义的黏液囊肿包括我们前述的潴留囊肿(有衬里上皮,属于真性囊肿)和外渗性黏液囊肿(无衬里上皮,属于非真性囊肿)。狭义上,目前诸多文献将上颌窦内的黏液囊肿限定为内含黏液、较大、有骨侵蚀破坏性的上颌窦囊肿。这些分类学上的差异需要引起我们的注意。但本书中若无特殊说明,黏液囊肿特指狭义上的分类。

上颌窦黏液囊肿也是分泌性囊肿,具有杯状细胞化生的衬里上皮。囊肿多由过敏反应、手术粘连、外伤导致上颌窦开口狭窄阻塞,黏液与脱落组织蓄积形成。也有研究认为,囊肿是上颌窦黏膜内的上皮继发中央液化坏死而来。黏液囊肿多见于额窦及筛窦,在上颌窦中较为少见。影像学上可见上颌窦腔较大的软组织肿物影像,或充满整个窦腔,可伴有邻近骨壁的压迫性吸收或硬化,但又不同于恶性肿瘤所致的虫蚀样、溶骨样骨破坏。黏液囊肿伴感染时则为化脓性黏液囊肿(脓液囊肿)。由于其较大的体积和骨侵蚀性,黏液囊肿通常是上颌窦底提升术的禁忌证,需要在术前摘除。

4. 术后黏膜下血肿及脓肿　又称术后上颌窦囊肿,但二者均非囊肿。血肿常因上颌窦黏膜损伤、血管破裂,黏膜下出血抬升黏膜形成。黏膜下血肿不同于窦腔积血,后者多由黏骨膜穿孔,血液进入窦腔内形成,但血肿和积血二者都能逐渐机化消散。血肿的机化过程可伴有内衬上皮的长入,此时可能会形成真性囊肿。黏膜下脓肿多由牙源性化脓性感染穿破窦底骨皮质所致。术后黏膜下血肿 /脓肿的影像学表现可与上颌窦囊肿类似,呈圆顶样或类圆形膨隆,邻近也可发现病灶牙。通常在完善病灶牙的治疗或拔除病灶牙后"囊肿"会消失,或转归为略增厚的黏膜。

为了更好地掌握各类上颌窦囊肿的临床特点,笔者归纳整理了表 2-4-1。

表 2-4-1　上颌窦各类囊肿的临床特点对比

囊肿名称	临床特点			
	主要病因	发病情况	组织学表现	影像学表现
潴留囊肿	上颌窦黏膜中的分泌腺口阻塞	常见	囊肿具有衬里上皮,为真性囊肿,无侵蚀性	通常较小,多位于侧壁,其边界不清楚,一个或多个,一般呈球形

囊肿名称	临床特点			
	主要病因	发病情况	组织学表现	影像学表现
假性囊肿	牙周、牙髓等牙源性感染	常见	囊肿无衬里上皮,非真性囊肿,无侵蚀性	呈圆形阻射影像,囊肿所在部位距牙槽骨壁极薄
黏液囊肿	过敏反应、手术粘连、外伤等导致上颌窦开口狭窄、阻塞,黏液与脱落组织蓄积形成	少见	具有杯状细胞化生的衬里上皮,可压迫骨组织吸收,甚至侵蚀骨面生长	呈球形,有时伴有邻近骨壁的侵蚀或骨吸收边缘影像
术后黏膜下血肿及脓肿	黏膜下出血后抬升上颌窦黏膜	较常见	无衬里上皮,非真性囊肿,无侵蚀性,血肿的机化过程可伴有内衬上皮的长入,可能会形成真性囊肿	呈圆顶样或类圆形膨隆,如之前行上颌窦底提升术,囊肿底下会伴有骨增量材料

(二)影像学分类

笔者团队认为,除一部分黏液囊肿具有特征性的影像学表现(通常体积较大或充满窦腔,伴/不伴骨质破坏)外,其余类别的上颌窦囊肿都不具备特异性的影像学表现。我们无法断言某个具有特定形态、大小、附着部位的囊肿就是相应的某一组织学类型。相比形态学特点,囊肿的大小、高度对口腔种植尤其是涉及上颌窦底提升术的治疗更具有临床意义。有研究认为,上颌窦的窦腔平均高度为25mm,而一半的窦腔高度再加上10mm(对上颌窦底提升植骨高度是够用的)通常也不会阻塞上颌窦开口。因此,笔者团队提出改进后的影像学分类方法(图2-4-4,图2-4-5)。

1. 小于窦底至上颌窦开口高度一半的囊肿。

2. 大于窦底至上颌窦开口高度一半的囊肿,上颌窦开口通畅或不通畅。

3. 充满型囊肿(疑为黏液囊肿),上颌窦开口阻塞。

在此强调,只有大视野CBCT才可有效观察囊肿是否覆盖上颌窦开口。对于较大的上颌窦囊肿(大于窦底至上颌窦开口高度一半的囊肿)行上颌窦底提升术的患者,我们建议拍摄大视野CBCT来有效评估上颌窦开口的通畅情况。

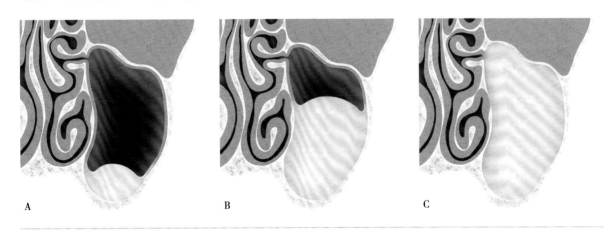

图2-4-4 各种不同大小的上颌窦囊肿示意图
A. 小于窦底至上颌窦开口高度一半的囊肿;B. 大于窦底至上颌窦开口高度一半的囊肿;C. 囊肿充满整个上颌窦腔,堵塞上颌窦开口。

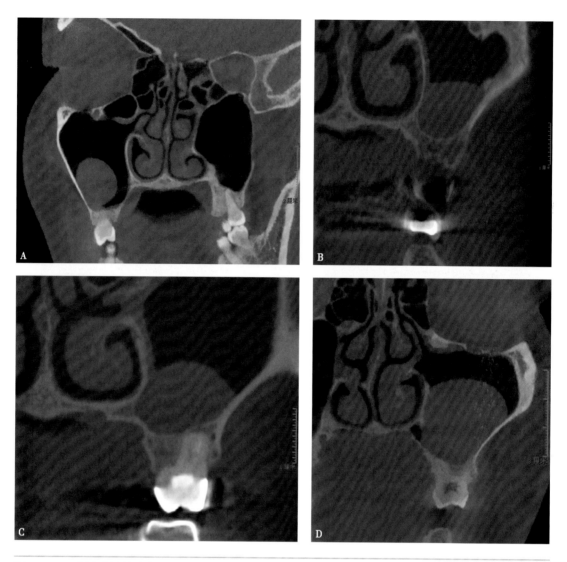

图 2-4-5　上颌窦囊肿的分类

A. 右侧上颌窦囊肿，囊肿高度小于窦底至上颌窦开口高度一半；B、C. 同一患者左侧上颌窦囊肿，囊肿高度小于窦底至上颌窦开口高度一半；D. 左侧上颌窦囊肿，囊肿高度大于窦底至上颌窦开口高度一半，上颌窦开口通畅。

值得强调的是，尽管对上颌窦囊肿进行了分类，但其与上颌窦黏膜半圆型病理性增厚、上颌窦黏膜息肉这两类病变存在一定程度的混淆。

首先，息肉和囊肿的影像学存在差异：息肉主要为小椭圆形的低密度软组织团块，通常带蒂，有突入窦腔甚至鼻腔生长的趋势（如上颌窦后鼻孔息肉）；囊肿则多呈边界清晰的半圆 / 椭圆形的低密度软组织团块。

其次，上颌窦囊肿还要与以下两种疾病相鉴别：一是突入窦腔的根尖周囊肿，二是黏膜下血肿及脓肿（图 2-4-6）。上颌骨囊肿如牙源性根尖周囊肿，有时可膨大突入窦腔生长，导致上方的上颌窦黏膜常有平坦型或半圆型增厚。此时，医师可能会将突入窦腔的根尖周囊肿和增厚的上颌窦黏膜一起误认为上颌窦囊肿，尤其是当根尖周囊肿体积较大且窦底骨皮质菲薄或缺如时。临床上可根据口腔检查病灶牙的临床症状，再结合影像学表现分析病灶牙的牙周膜间隙、硬骨板、上颌窦底的骨皮质等来鉴别。

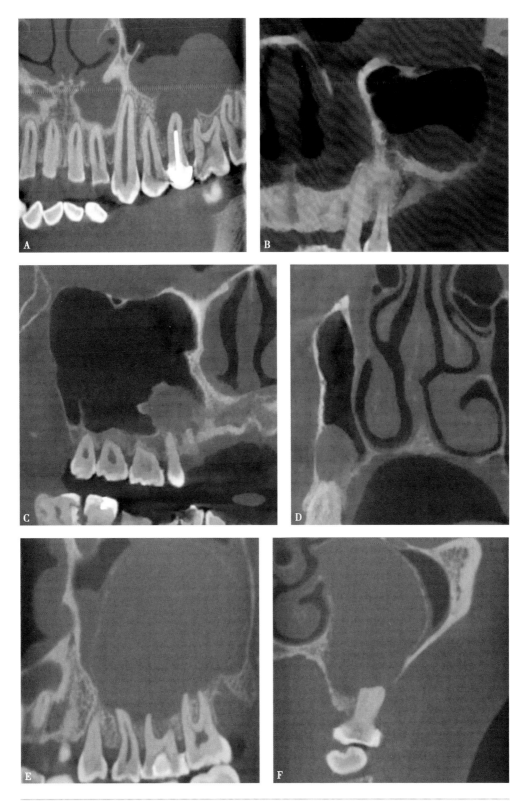

图 2-4-6　上颌窦囊肿的鉴别诊断

A. 25 根尖周囊肿,伴上颌窦黏膜半圆型增厚;B. CBCT 示侧壁开窗上颌窦底提升术后 4 个月,骨增量材料上方出现囊性病变;C、D. 同一患者 14、15 根尖周囊肿,相应的上颌窦黏膜无病理性增厚;E、F. 同一患者左侧上颌后牙区巨大的根尖周囊肿,囊肿突入并几乎充满窦腔。

第五节 与上颌窦黏膜相关的其他病变

一、上颌窦液平面与浑浊

（一）定义

上颌窦液平面与浑浊都是影像学诊断而非临床诊断。骨、上颌窦黏膜、血液、炎性渗出液及脓液具有不同的影像灰度值。上颌窦液平面是指上颌窦腔内出现的水平齐整的空气-液体组织界面，液体因重力分布于下半部分窦腔。上颌窦浑浊指上颌窦腔内出现类似软组织的低密度阻射影像，内容物较为均匀地分布于窦腔内，可部分或完全充满窦腔，可出现于单侧或双侧上颌窦，通常无齐整的气-液平面。从定义上看，上颌窦液平面可以认为是一类具有特殊影像学表现的上颌窦浑浊。上颌窦浑浊不同于上颌窦黏膜病理性增厚，前者指上颌窦腔内非均匀的浑浊性液状内容物影像，后者特指上颌窦黏膜均匀的实性软组织影像。

（二）病因

文献报道，部分上颌窦浑浊（可伴有液平面）的检出率为2.13%，全上颌窦浑浊的检出率为0.66%。液平面是上颌窦急性炎症的强烈指示信号，可由急性上颌窦炎（acute sinusitis）或慢性上颌窦炎（chronic sinusitis）的急性发作导致；也可由牙槽外科或种植治疗等医源性操作，引起上颌窦黏骨膜穿孔所致；此外，上颌窦内的骨瘤、上颌骨骨折、上颌窦囊肿破裂及囊液外溢等病变也可导致液平面。由口腔种植治疗过程中上颌窦黏骨膜穿孔导致的上颌窦液平面，部分患者也可以不表现出明显的临床症状。

上颌窦浑浊通常提示上颌窦的慢性感染，尤其是牙源性的慢性炎症。牙源性上颌窦炎（odontogenic sinusitis）占上颌窦炎的10%～12%，占慢性上颌窦炎的25%～40%，而45%～75%的单侧上颌窦浑浊为牙源性上颌窦炎导致。事实上，任何损害上颌窦黏膜结构与功能的邻近病灶（牙周、根尖周病变）和医源性操作（拔牙、种植治疗导致上颌窦黏骨膜穿孔），都可能导致牙源性上颌窦炎和上颌窦浑浊。

（三）影像学分类

上颌窦液平面与浑浊的影像学诊断分类通常很明确。我们发现，目前的文献报道通常涉及三类：一是部分上颌窦浑浊（partial opacification），通常是指具有液平面的部分上颌窦浑浊（partial opacification with liquid level）；二是全上颌窦浑浊（complete opacification）；三是对浑浊的具体形式未作具体解释。为明确上颌窦液平面与浑浊的分类，笔者团队结合文献研究和科室的临床经验，简要分类如下（图2-5-1）。

1. 上颌窦液平面　上颌窦腔内的低密度阻射影，同时呈现空气-液体交界平面，可含有气泡，通常上颌窦开口未阻塞。

2. 上颌窦浑浊　上颌窦腔被低密度阻射影充满（充满型）或部分充满（部分型），但不伴有典型的液平面。充满型的上颌窦浑浊可阻塞上颌窦开口。

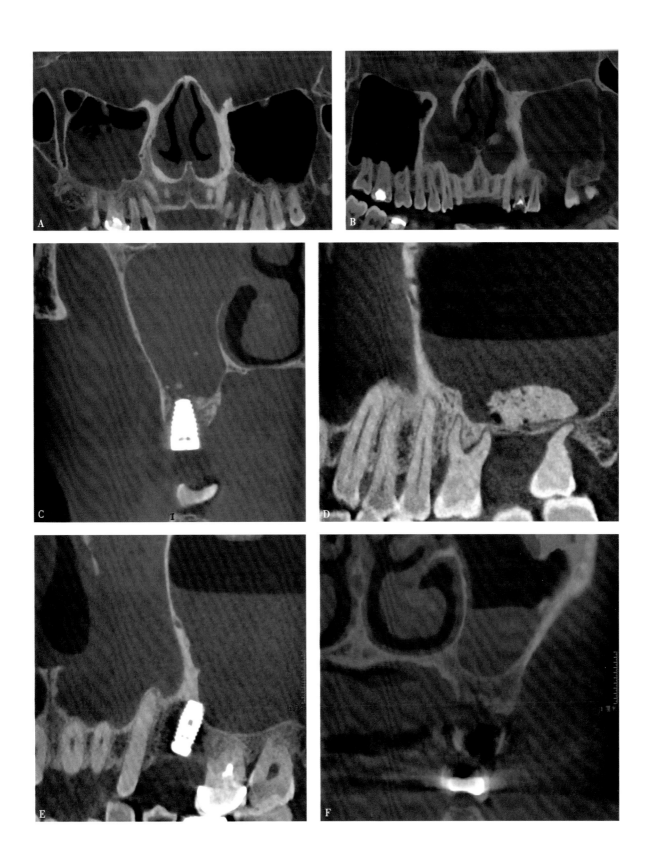

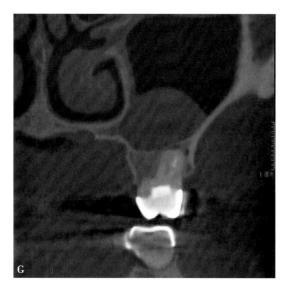
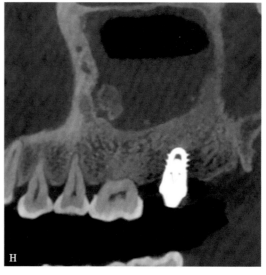

图 2-5-1　上颌窦液平面与浑浊的影像学表现

A. 右侧上颌窦腔部分浑浊,伴气-液界面处的气泡(术前慢性上颌窦炎);B. 拔牙导致的左侧上颌窦腔充满型浑浊(临床冲洗引流出大量脓液);C. 左侧上颌窦腔充满型浑浊,窦腔内混有散在骨增量材料;D. 侧壁开窗上颌窦底提升术后黏骨膜穿孔出现左侧上颌窦液平面;E. 经牙槽嵴顶上颌窦底提升术后出现左侧上颌窦液平面;F、G. 其中一截面似上颌窦液平面,另一截面显示为左侧上颌窦囊肿;H. 左侧上颌窦骨瘤伴上颌窦液平面。

在上颌窦液平面与浑浊的窦腔中,内容物的影像灰度值不同于上颌窦黏膜(见第一节螺旋 CT 的 CT 值)。因内容物为炎性渗出液、血液或脓液,上颌窦积液还可进一步被定义为上颌窦积水、积血和积脓。积水也称积液,为炎性渗出物或医疗冲洗引流液所蓄积。CBCT 无法区分鉴别内容物的具体性质。通常,积水与未机化的积血可出现典型的上颌窦液平面;积脓者,黏稠的脓液因窦腔气流动力学变化、患者运动、静息体位姿势变化等而与上颌窦骨壁黏膜附着牵拉,从而在影像上表现出毛刺样、乳突样等不规则的气-液界面,或在界面处、内容物内部出现气泡,而不表现出经典的平齐的液平面。另外,我们在临床上发现,有些混有气泡的上颌窦浑浊影像实际为上颌窦囊肿。自然,当内容物充满窦腔时,液平面消失而表现为全上颌窦浑浊。有时,浑浊的上颌窦内容物可夹带高密度的阻射影像,如真菌性钙化团(见后续小节)和骨粉颗粒等。

二、上颌窦腔高密度阻射影

(一)定义

上颌窦高密度阻射影是指上颌窦内出现的非骨性分隔的放射性高密度阻射影。近年的研究将这些高密度影像划分为三类,包括:①上颌窦钙化(sinus calcification),最为多见,又称窦石,组织学上,窦石通常由矿化盐围绕一颗有机或无机物巢核沉积而成,化学成分包括磷酸钙、碳酸钙、水和有机物等,影像学表现为上颌窦腔中心或四周的点状、同心圆状、线状或不规则状团块;②上颌窦骨化(sinus ossification),呈骨小梁状的影像;③上颌窦残留骨(sinus residual bone)(图 2-5-2)。

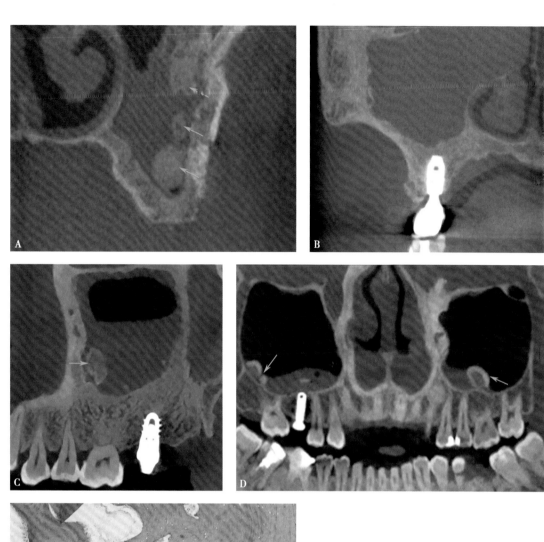

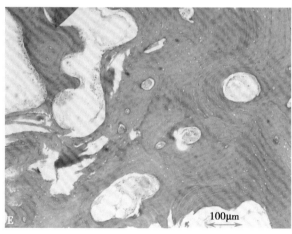

图 2-5-2　上颌窦腔各种高密度阻射影及个别病例的病理学表现

A. 左侧上颌窦腔内可见大量散在的骨化团（箭头示），伴黏膜的病理性增厚；B. 右侧上颌窦钙化，伴上颌窦浑浊（充满型），窦内可见散在的点状钙化灶；C. 左侧上颌窦骨化，伴液平面和底壁散在的钙化灶（箭头示）；D. 双侧上颌窦骨化（箭头示），伴黏膜的病理性增厚；E. 图 A 患者上颌窦多发性骨瘤的组织学切片（标尺 100μm）示板层骨、骨单位和骨髓腔等结构。

（二）病因

1. 上颌窦钙化　病因机制仍尚未明确，散在的高密度影像以往被认为是曲霉菌病等真菌性上颌窦炎导致的，目前认为这与窦腔内的长期感染（尤其是霉菌性感染）、窦腔通气引流功能障碍（如黏膜纤毛受损或上颌窦开口阻塞）、窦内异物、牙周炎等因素相关。根据窦石巢核的来源，可将其分为内源性窦石（真性窦石）和外源性窦石（假性窦石）。内源性窦石的巢核来源于窦腔内的血凝块、黏液、脓液、红细胞、炎症细胞、真菌菌丝团块等，而外源性窦石则来源于窦腔外的异物如牙、残根、种子、纽扣、纸屑、烟灰、食物残渣等。

2. 上颌窦骨化　生理性的上颌窦骨化发生于上颌窦底提升术时被抬起的上颌窦黏膜的下方,成骨来源于邻近的上颌窦骨壁和黏膜基底骨膜层的成骨细胞与干细胞。此外,骨化也可发生于上颌窦的根治性刮治术后,或一些上颌窦肿瘤性病变如骨化纤维瘤的病例中。目前,关于上颌窦骨化的病因机制仍然不清楚。

3. 上颌窦残留骨　多由外伤、手术创伤等,造成骨刺、骨片或残根推入窦腔而附着于骨壁上。残留骨可随时间吸收,或不吸收而稳定存在。具有窦腔残留骨的患者多具有上颌窦相关的手术史或外伤史,且窦壁存在或曾存在不完整性。

三、真菌性上颌窦炎

(一)定义

真菌性上颌窦炎属于真菌性鼻窦炎(fungal rhinosinusitis),可单侧或双侧发病,临床分急性、慢性、侵袭性和非侵袭性四种类型。侵袭性真菌性鼻窦炎可侵袭破坏鼻窦黏膜和骨壁,包括急性型、慢性型和慢性肉芽肿型;非侵袭性鼻窦炎包括局灶性菌落、真菌球型和变应性型。真菌球型的真菌性上颌窦炎可见窦腔内圆形/椭圆形的钙化球,可伴局灶性的点状、片状或絮状高密度影,骨壁可见增生和破坏性改变共存。临床上以非侵袭性真菌球型最为多见,但随着病程的延长,感染菌种及宿主免疫力的改变,非侵袭性上颌窦炎也可发展成侵袭性上颌窦炎,出现黏膜坏死、肉芽肿和骨壁破坏(图 2-5-3)。

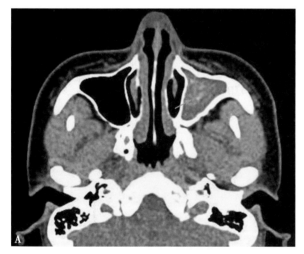
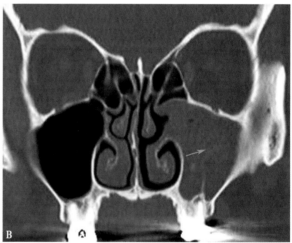
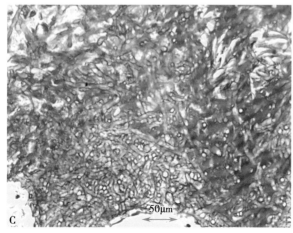

图 2-5-3　真菌性上颌窦炎的影像学表现及病理学表现
A. MRI 轴位示左侧真菌性上颌窦炎,窦腔中央见大量斑点样钙化(箭头示);B. CBCT 示左侧真菌性上颌窦炎,窦腔中央见斑点样钙化(箭头示),内侧骨壁压迫吸收;C. 组织学切片(标尺50μm)示镜下见黏膜组织内存在大量真菌菌丝。

（二）病因

真菌性上颌窦炎好发于中老年群体，女性多于男性。在病因学上，真菌性上颌窦炎是以曲霉菌为主的曲霉菌、念珠菌及毛霉菌等真菌的机会性感染所致。此外，疾病的发生与全身疾病和鼻腔-上颌窦的局部解剖异常有关。当鼻中隔偏曲、鼻息肉、上颌窦囊肿或黏膜的病理性增厚阻塞上颌窦开口时，鼻道-上颌窦开口复合体的引流不畅，为真菌创造了有利的厌氧湿润的生长环境。反过来，真菌菌丝的生长也可削弱黏膜纤毛的清除功能，造成恶性循环。上颌窦黏膜在生理状态下也可有少量的真菌定居，但不引起任何症状。长期使用抗生素、激素或机体存在免疫缺陷类疾病时，定居的真菌可增殖诱发机会性感染。病理学检查结果可发现真菌菌丝、过敏性的黏蛋白及炎症反应。

四、上颌窦癌

（一）定义

上颌窦癌指原发于上颌窦黏膜的恶性肿瘤，以鳞状细胞癌最常见，也包括腺源性癌及肉瘤，好发于50～60岁的中老年，男性多于女性。肿瘤初期在上颌窦腔内呈膨胀性生长，患者可无明显症状或表现为单侧鼻塞、涕中带血或脓涕等炎症症状；随着肿瘤的进展与侵犯，患者可出现疼痛、麻木、流泪，甚至剧烈头痛等不同程度的临床症状。CT表现具有非特异性，软组织肿瘤的边界不规则，可有液化坏死，肿瘤向周围浸润并侵犯骨壁，骨壁呈溶解性破坏，边缘不整齐（图2-5-4）。

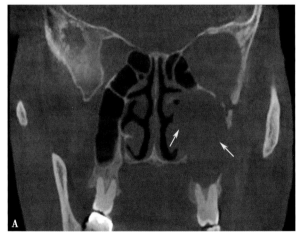
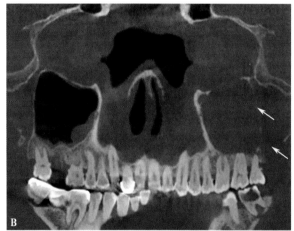
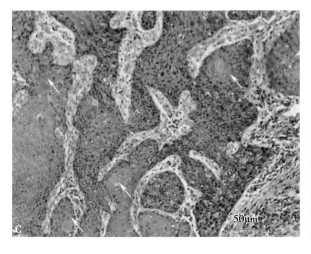

图2-5-4　左侧上颌窦癌的影像学表现及病理学表现
A、B. CBCT冠状位（A）、矢状位（B）示左侧上颌骨壁发生溶骨样改变，内侧及外侧骨壁破坏（箭头示）；C. 镜下表现（标尺50μm）为高分化状态，鳞状分化的癌细胞排列呈条索状和岛状，癌巢中央可见角化珠（箭头示），核分裂象少，细胞核与细胞多形性少。

（二）病因

感染病毒（人乳头瘤病毒和 EB 病毒）、长期吸烟及刺激物（皮革、粉尘、铬、砷、石棉或焊接烟雾等）的长期职业暴露，是患病的风险因素；此外，精神心理、内分泌及机体的免疫状态也与之相关。

（周腾飞　褚洪星　容明灯）

参考文献

1. COSTA F, EMANUELLI E, ROBIONY M.Incidence of maxillary sinus disease before sinus floor elevation surgery as identified by cone-beam computed tomography：a literature review.J Oral Implantol，2018，44（2）：161-166.

2. INSUA A, MONJE A, CHAN H L, et al.Accuracy of Schneiderian membrane thickness：a cone-beam computed tomography analysis with histological validation.Clin Oral Implants Res, 2017, 28（6）：654-661.

3. MAKARY C, REBAUDI A, MENHALL A, et al.Changes in sinus membrane thickness after lateral sinus floor elevation：a radiographic study.Int J Oral Maxillofac Implants, 2016, 31（2）：331-337.

4. CHEN Y W, HUANG C C, CHANG P H, et al.The characteristics and new treatment paradigm of dental implant-related chronic rhinosinusitis.Am J Rhinol Allergy, 2013, 27（3）：237-244.

5. 高岩.口腔组织病理学.8 版.北京：人民卫生出版社，2020.

6. HSIAO Y J, YANG J, RESNIK R R, et al.Prevalence of maxillary sinus pathology based on cone-beam computed tomography evaluation of multiethnicity dental school population.Implant Dent, 2019, 28（4）：356-366.

7. CRAIG J R, TATARYN R W, AGHALOO T L, et al.Management of odontogenic sinusitis：multidisciplinary consensus statement.Int Forum Allergy Rhinol, 2020, 10（7）：901-912.

8. KAWAI T, TANAKA R, YEUNG A W K, et al. Frequency and type of incidentally detected radiodensities in the maxillary sinus：a retrospective analysis using cone beam computed tomography（CBCT）.Clin Oral Investig, 2019, 23（3）：1091-1099.

9. SINGH V.Fungal rhinosinusitis：unravelling the disease spectrum.J Maxillofac Oral Surg, 2019, 18（2）：164-179.

10. KAWAGUCHI M, KATO H, TOMITA H, et al. Imaging characteristics of malignant sinonasal tumors. J Clin Med, 2017, 6（12）：116.

第三章　上颌窦黏膜病变的口腔种植手术基本原则

上颌窦底提升术是目前口腔种植临床中解决后牙区骨量不足常用的植骨技术,根据手术入路的不同,可以分为经牙槽嵴顶上颌窦底提升术和侧壁开窗上颌窦底提升术两种手术方式。其中,侧壁开窗上颌窦底提升术是 1980 年由 Boyne 和 James 根据上颌窦根治术提出的,而经牙槽嵴顶上颌窦底提升术是 Tatum 在 1986 年提出的技术。

尽管在技术和理念上,上颌窦底提升术已取得了很大的进步,但患者的全身情况和局部解剖学风险因素的存在仍会影响手术的成功率。在此基础上,如再伴有上颌窦黏膜病变的上颌窦底提升术,手术的难度及并发症等风险也相应增高。研究表明,术后感染、种植体失败与术前慢性鼻窦炎具有强相关性,术前鼻窦炎病史的存在可使术后发生上颌窦炎的概率增加,引起术后感染及种植体失败的概率高达 6.6%。为了有效减少该区域口腔种植的风险和获得更高的成功率,术者除了要掌握每种上颌窦黏膜病变的临床特点,还必须理解和遵循相关的临床基本原则,本章将对其相应的基本原则展开阐述。

第一节　全身及局部风险评估的原则

一、主要的全身风险评估

伴有上颌窦黏膜病变的上颌窦底提升术属于较为复杂的口腔门诊手术,需要有一定临床经验和口腔外科基础的口腔医师才能操作。首先,患者的全身系统健康程度及心理状态要能承受该类手术治疗,为此医师必须进行全面了解及术前评估。对于会增加手术意外的全身风险,如不稳定型的心血管疾病、高血压脑病等,其评估判断标准与常规的种植手术类似,在行上颌窦底提升术前要仔细询问病史,明确患者是否有艾滋病、凝血功能障碍、进展性的恶性肿瘤等口腔种植绝对禁忌证;此外,还要对患者的服药史、不良嗜好如吸烟的程度等进行询问(重度吸烟会让上颌窦黏膜的厚度变薄和脆性增加,发生术后并发症的风险比非吸烟者高),以免增加上颌窦底提升术并发症的发生率。诚然,不少全身系统疾病对上颌窦底提升术可能存在潜在影响,但本章节的重点是讨论那些影响上颌窦底提升术后创口的愈合、成骨效能,以及种植体骨结合过程的主要全身风险因素,并对其进行筛查评估,为作出安全合理的处理及预防对策提供参考依据。

(一)糖尿病

全球近一半(46.5%)糖尿病患者(1.928 亿)不知道自己患有此病,其中 75% 糖尿病患者在中低收入国家。在我国,成人人群糖尿病的确诊率仅为 9.7%,而在接受治疗的患者中,仍有部分患者血糖控制效果不理想。同时,研究表明,糖尿病患者在进行种植术后,出现伤口愈合延迟和局部感染的风险会增加,并将 1 型糖尿病列为种植绝对禁忌证,将 2 型糖尿病列为口腔种植的相对禁忌证。尽管是相对禁忌证,长期注射胰岛素或血糖控制不稳定的 2 型糖尿病患者,仍然建议避免行上颌窦底提升术。此外,患者长期处于糖尿病或糖尿病前期(6.1mmol/L≤空腹血糖<7.0mmol/L),均会增加上颌窦底提升术后感染的风险,直接影响上颌窦内种植体骨结合的效果。

因此,对于伴有上颌窦黏膜病变需要行提升的患者,我们不但应该全面了解患者是否有糖尿病、糖尿病分型,以及血糖控制是否稳定等,还要让患者充分意识到控制好血糖的重要性,尤其是对于没有规律服用降糖药物的患者,要反复强调只有在控制好血糖的前提下才能行上颌窦底提升术,否则会增加术后骨增量材料感染和上颌窦炎等严重并发症发生的风险。

（二）骨质异常疾病

1. 骨质疏松症及常用治疗药物 我国《原发性骨质疏松症诊疗指南(2017)》指出,我国 50 岁以上的人群中,女性的骨质疏松症患病率为 20.7%,男性则为 14.4%;60 岁以上人群骨质疏松症患病率明显增高,这些患者常伴有上颌骨骨质疏松的影像学表现。同时,笔者在口腔种植临床中发现,在上颌后牙缺失区的患者中,有不少属于Ⅲ类以上的疏松骨质（图 3-1-1）。因此,医师要在 CBCT 下认真评估上颌后牙缺失区的骨质密度,在行上颌窦底提升术时,谨慎选择是否可以同期植入种植体;一旦选择同期植入,也要适当延长骨代用品成骨代谢和种植体骨结合的时间,一般要延长 3 个月以上,还要把种植体骨结合失败的风险告知患者。值得一提的是,虽然骨质疏松症本身并不是种植体植入或上颌窦底提升术的禁忌证,但该类患者往往会使用一些抗骨质疏松药来预防骨折的发生。根据《原发性骨质疏松症诊疗指南(2022 版)》可知,首选抗骨折谱药物为阿仑膦酸钠、唑来膦酸、利塞膦酸钠和地舒单抗等,并且可以对口服不能耐受、禁忌、依从性不佳及高骨折风险者使用注射制剂,例如唑来膦酸、特立帕肽或地舒单抗等。

2. 治疗药物的副作用 静脉滴注双膦酸盐类药物为上颌窦底提升术的绝对禁忌证。与静脉注射相比,尽管口服双膦酸盐很少会引起颌骨骨坏死,但长期口服双膦酸盐也会增加上颌窦底提升术失败及发生颌骨骨坏死的风险。强效剂量的时间越长,种植导致骨坏死的概率越大。从 1 年到 4 年,风险将由 1% 增加到 11% 不等。例如单独服用唑来膦酸,患者 3 年后出现骨坏死的风险增加到 21%;并且服用 3 年治疗后,每增加 1 年,发病率和严重程度加重。因此,医师要认真深入筛查,特别是注意详细询问患者是否在服用或注射一些双膦酸盐类药物等。

二、主要的局部风险评估

在行上颌窦底提升术前,除了要对全身风险因素进行评估,还要对局部风险因素进行评估,包括上颌窦底剩余骨高度(residue bone height, RBH)、上颌窦底的形态(平坦、曲面、双凹)、后外壁骨厚度、上牙槽后动脉在外侧壁血管的分支等常规的上颌窦解剖因素。本章节将重点阐述如何评估上颌窦腔外和窦腔内的异常因素,为制订上颌窦黏膜病变的上颌窦底提升术方案提供充分的依据,并做好相应的预防措施。

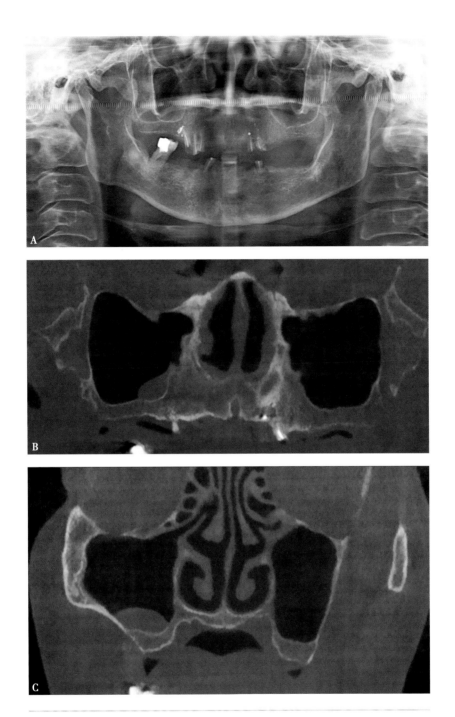

图 3-1-1　患者多颗牙缺失多年后的影像学表现

A. 全口牙位曲面体层片示上下颌骨骨质疏松；B、C. CBCT 矢状位（B）、冠状位（C）示上颌后牙区骨质疏松，骨小梁稀疏。

（一）牙周炎

牙周炎是上颌窦腔外的影响因素。笔者在临床中发现，牙周炎患者，特别是未能做到长期、定期维护，邻牙牙周炎未得到有效控制的患者，不但上颌窦黏膜慢性反应性增厚，而且严重的牙槽骨吸收还会导致窦底相应区域发生骨缺如，大大地增加手术的难度、术后伤口裂开及感染等风险（图 3-1-2），从而间接导致上颌窦腔内植入材料的感染。吸烟已经被认定是影响上颌窦黏膜健康及伤口愈合的风险因素。该类患者如果还有吸烟的不良嗜好,那么上颌窦底提升术的风险也会相应地增加,此时必须让患者戒烟后再择期手术。根据Lang教授等人的研究结果,在行上颌窦底提升术前,牙周炎患者在经过系统性牙周治疗后,要达到以下标准,再进行种植:①全口牙列无PD≥5mm的位点;②菌斑指数(plaque index,PLI)≤20%;③探诊出血(bleeding on probing,BOP)(＋)≤20%。从而达到有效减少上颌窦底提升术后创口裂开及感染的风险;此外,还要及时拔除不能保留的患牙、去除刺激上颌窦黏膜增厚的影响因素。

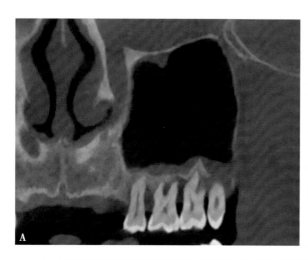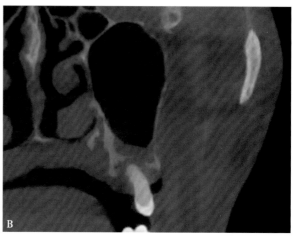

图3-1-2　Ⅳ期牙周炎患者上颌窦黏膜的影像学表现

A. 左侧上颌后牙牙槽骨吸收达根尖区,相应区域的上颌窦底黏膜增厚;B. 28根周牙槽骨完全吸收,相应区域的上颌窦黏膜增厚伴上颌窦底处骨缺如。

（二）上颌窦分隔

在上颌窦骨性结构变异中,上颌窦的骨嵴、分隔较为常见,一般起于上颌窦侧壁和下壁,根据分隔的位置和程度大致分为部分垂直向分隔、部分水平向分隔、完全性分隔三种类型。据国内外文献报道,上颌窦分隔的发生率为20%～30%不等,多数发生在上颌第一磨牙和第二磨牙间的区域。上颌窦内分隔结构不但会影响上颌窦底提升术的手术入路,增加上颌窦黏膜剥离的难度,还会显著增加上颌窦黏膜穿孔、出血、感染的概率(图3-1-3)。

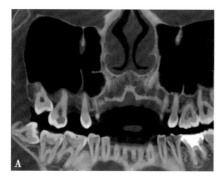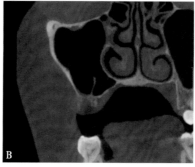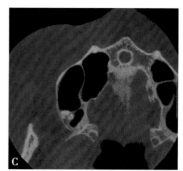

图3-1-3　CBCT示双侧上颌窦存在部分垂直向分隔

A. 矢状位;B. 冠状位;C. 轴位。

因此,对于伴有上颌窦黏膜病变的患者,医师应在术前仔细查阅CBCT,针对骨嵴、分隔的结构位置制订详细的提升方案,包括开窗的大小、位置和数量,以及是否需要去除骨嵴和分隔等。当分隔阻挡了上颌窦底黏膜的剥离和提升时,则需要使用专用的咬骨钳对分隔进行咬除,同时做好术前充分沟通、准备术中应对策略。一旦上颌窦黏膜穿孔,可使用可吸收性胶原屏障膜封闭处理后,再进行提升植骨(图3-1-4)。当间隔位于骨窗时,可以在间隔两侧开窗;或开一个骨窗,将骨窗的骨板取下之后,再剥离上颌窦底黏膜(图3-1-5)。

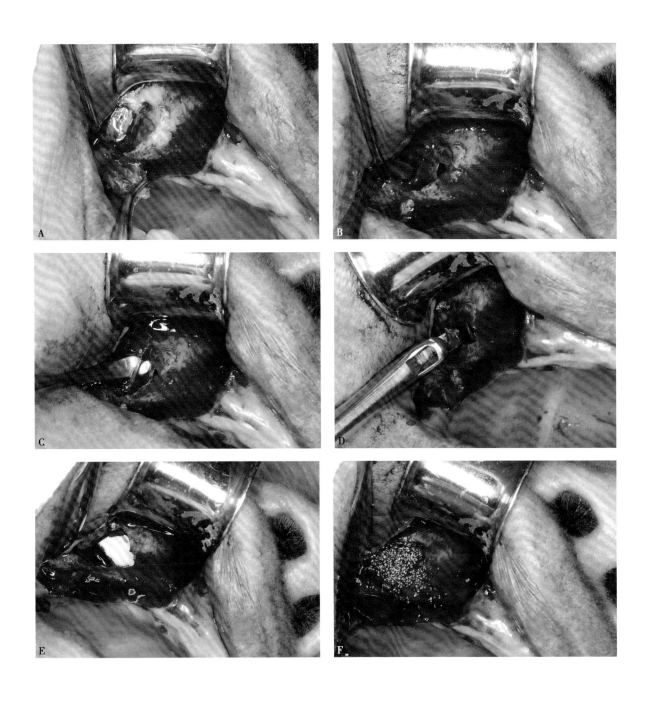

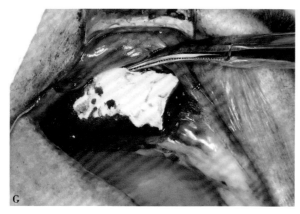
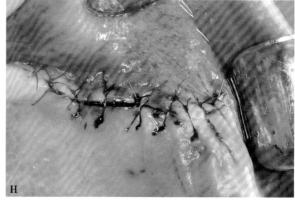

图 3-1-4　具有上颌窦分隔的侧壁开窗上颌窦底提升术的处理过程

A. 侧壁开窗后见上颌窦分隔；B. 上颌窦黏骨膜在剥离过程中发生穿孔；C. 使用剥离器将上颌窦黏骨膜与分隔尽量分离开；D. 使用上颌窦咬骨钳咬除骨性分隔；E. 使用可吸收性胶原屏障膜封闭黏骨膜的穿孔处；F. 在屏障膜的下方植入适量的骨增量材料；G. 再使用可吸收性胶原屏障膜覆盖骨增量材料及侧壁开窗口；H. 对位严密缝合手术切口。

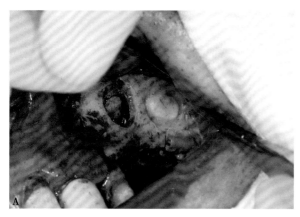
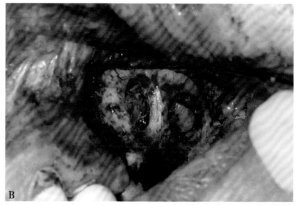

图 3-1-5　避开上颌窦分隔的上颌窦侧壁开窗

A. 避开分隔位置，磨开两个窗口；B. 磨透后分别在两个窗内分离上颌窦黏骨膜。

（三）上颌窦腔内的病变

　　上颌窦腔内的病变，有骨性病变和/或上颌窦黏膜的病变，种类多样，发病率亦较高。关于上颌窦黏膜的病变分类及临床特点等，笔者在第二章中已作了详细的阐述。由于上颌窦黏膜增厚、囊性病变、窦腔内浑浊，以及上颌窦腔内骨瘤等慢性病变，患者不易察觉，因此在临床上不能单拍全口牙位曲面体层片作为术前检查资料，必须充分利用 CBCT 进行全面的术前检查（图 3-1-6）。针对这些病变，需要仔细评估上颌窦开口是否通畅，积极查找及清除致病因素，综合考量能否行上颌窦底提升术、何时行上颌窦底提升术，以及如何行上颌窦底提升术等临床问题（详见第四章至第六章）。

（四）口腔恶性肿瘤

　　对于上颌后牙缺失并伴有上颌窦黏膜病变的患者，医师更要谨慎询问患者的病史和进行影像学检查，排查是否具有恶性肿瘤，特别是上颌窦癌的可能。目前，手术治疗仍然是上颌窦癌治疗最主要的方法，口腔癌术后通常会进一步结合放射治疗（简称放疗）或化学治疗（简称化疗）来预防复发，或两者皆有。该类患者经过手术治疗后一般都会伴有颌骨及牙齿的缺失，常需要进行种植修复。对于曾接受过口腔癌综合治疗的患者,目前利用血管化复合骨组织瓣修复和后期采用种植修复的方式部分恢复缺失牙的功能,可以取得患者较为满意的临床效果。但文献报道普遍观察时间较短,存在肿瘤复发或放、化疗并发症等问题,并且在接受过放射部位进行种植比非放射部位更容易发生组织感染。由于一旦感染将导致放射性颌骨骨髓炎,从而导致颌骨骨坏死和种植体容易脱落等并发症,因此上颌窦癌为口腔种植的绝对禁忌证。所以,对于这类患者,医师应在术前对其既往病史进行详细了解及评估,及时筛查排除(图3-1-7)。

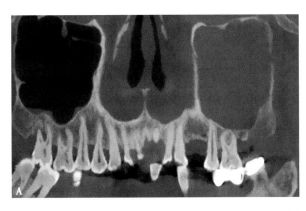
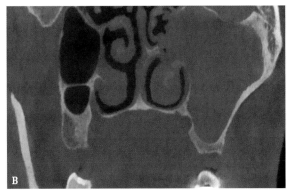

图 3-1-6　CBCT 示左侧上颌窦慢性病变
A. CBCT 矢状位示左侧上颌窦腔充满型的炎症影像;B. CBCT 冠状位示左侧上颌窦腔充满型的慢性炎症波及中鼻道。

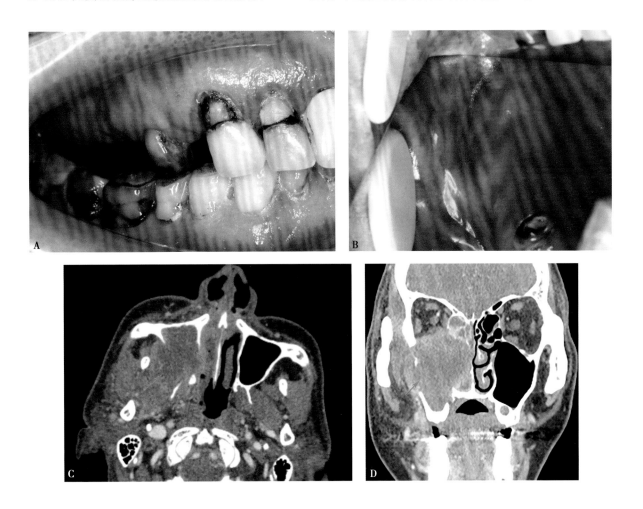

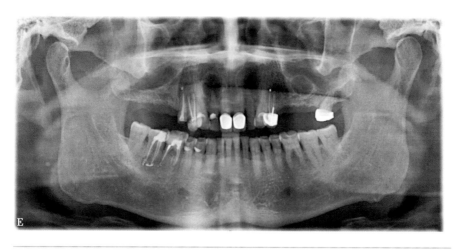

图 3-1-7　右侧上颌窦癌患者口内检查及影像学表现

A. 右侧上颌后牙缺失，多颗牙龋坏；B. 右侧上颌后牙缺失，口腔黏膜干燥、充血；C. 右侧上颌窦癌的 MRI 示窦内、后外壁骨性缺如（箭头示）；D. CBCT 冠状位示右侧上颌窦内、外侧骨性缺如（箭头示）；E. 全口牙位曲面体层片示右侧上颌窦癌放疗后，16、17 缺牙区未见继发性破坏影像。

第二节　手术时机及术式选择原则

一、手术时机选择

上颌窦底提升术时机的选择，可以根据适应证及禁忌证来进行。对于无上颌窦黏膜病变的患者，在口腔种植学及相关的教科书中均提到：没有上颌窦疾病病史、上颌窦区域无解剖结构异常等，就可以进行上颌窦底提升术。而伴上颌窦黏膜病变患者，目前仍无较为明确的阐述。关于该类患者能否进行手术及何时进行手术这两个问题，医师必须深入思考，准确判断和选择时机。此时，除了要对上颌窦黏膜本身的病变程度进行评估，还要对毗邻的可能会造成上颌窦黏膜病变或异常的结构进行评估，从而做好上颌窦底提升术时机的选择。

上颌窦黏膜病变的手术时机选择

1. 上颌窦黏膜增厚　对于上颌窦黏膜增厚大于 5mm 者，需要仔细评估窦口的开放性，根据增厚黏膜的形态判断是否处于急性期。如果窦口通畅，窦黏膜增厚的形态较为均匀，且增厚小于 10mm，就可以进行上颌窦底提升手术。而对于伴有上颌窦开口阻塞且黏膜呈波浪形的不规则增厚（5～10mm）者，或者上颌窦黏膜增厚大于 10mm 者，尽管上颌窦开口通畅，也应慎重决定是否行上颌窦底提升术。笔者建议，应当先积极查找及清除致病因素，再行上颌窦底提升术；必要时 3～6 个月后复查，待 CBCT 等检查评估后，再行上颌窦底提升术（图 3-2-1）。

2. 上颌窦囊肿

（1）上颌窦囊肿存在时的提升风险：目前越来越多的研究报道表明，上颌窦囊肿已不是上颌窦底提升术的禁忌证，但上颌窦囊肿膨胀及囊壁菲薄化可使黏膜张力及脆性增大，若伴有感染，黏膜易与骨壁粘连，容易导致黏膜的撕裂穿孔。术中上颌窦囊肿破裂、囊液外溢，可能诱发骨移植物的感染；同

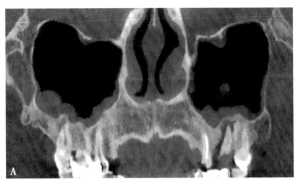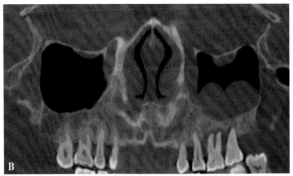

图 3-2-1　上颌窦黏膜病理性增厚的影像学表现

A. 患者双侧上颌窦黏膜增厚明显,呈不规则状,相应磨牙有牙体疾病;B. 患者左侧上颌窦黏膜不规则增厚大于 5mm。

时,抬升后的上颌窦囊肿可能会阻塞窦口,干扰窦腔的生理性通气引流,从而诱发上颌窦腔感染。

（2）上颌窦囊肿的大小对提升的影响:在选择上颌窦底提升术时机时,囊肿的大小可作为一个定量指标辅助参考。研究表明,上颌窦窦口距离上颌窦底的高度一般为 18～35mm,平均为 25.6mm。当囊肿较大（高度大于 18mm）时,不应进行经牙槽嵴顶上颌窦底提升术或保留囊肿的侧壁开窗上颌窦底提升术,因为保留的囊肿合并术后的炎性水肿,很可能会堵塞上颌窦生理口;若术中或术后囊肿破裂,囊液引流不畅,则可诱发感染导致上颌窦底提升术失败。而对于小于 18mm 的囊肿,即便发生囊肿破溃,窦腔也可以通畅引流,再辅以耳鼻咽喉科的窦口引流等处理后,感染可被有效控制。也有研究报道建议,将上颌窦腔高度的一半与囊肿的大小进行对比,当囊肿大小小于窦腔高度的一半时,可以考虑进行保留囊肿的上颌窦底提升术,依据是窦腔平均高度为 25mm,而一半的窦腔高度再加上上颌窦底提升术的高度不易阻塞上颌窦开口。

笔者认为,在考虑囊肿的大小对上颌窦底提升术的影响时,需要综合考虑囊肿与上颌窦开口的距离、上颌窦开口是否通畅、提升高度、预估炎性水肿高度及窦内炎症等多个因素（图 3-2-2）。理论上可以简单认为,在上颌窦腔无炎症的情况下,囊肿高度及上颌窦底提升高度之和不超过窦口高度时,可以保留

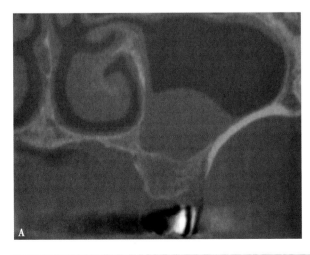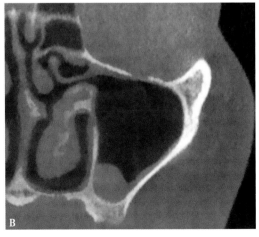

图 3-2-2　上颌窦囊肿的影像学表现

A. 患者左侧上颌窦囊肿,上颌窦开口变狭窄;B. 患者左侧上颌窦囊肿,上颌窦开口通畅。

囊肿进行经牙槽嵴顶上颌窦底提升术操作;而对侧壁开窗上颌窦底提升术来说,囊肿的大小对能否进行手术的影响不大。笔者认为,如果囊肿较大,并位于拟提升术区,则建议摘除囊肿,再行上颌窦底提升术;当然,还要根据摘除囊肿后的上颌窦黏骨膜穿孔及缺损的大小,决定是否要同期行植骨术等相关操作。

3. 鼻窦腔类疾病 当患者有上呼吸道感染或严重过敏性鼻炎时,上颌窦黏膜往往处于异常状态,例如上颌窦黏膜增厚、质地变脆,上颌窦腔内渗出物增加等,如果选择在此时行上颌窦底提升术,则容易激惹上颌窦黏膜的急性反应,导致后续并发症的发生。当患者有严重的鼻中隔偏曲(偏向手术侧)、鼻甲肥大(手术侧)和上颌窦开口阻塞等疾病时,也会影响术后鼻腔通气和上颌窦腔内分泌物有效排出,此时也不能进行上颌窦底提升术,应在以上疾病得到控制或手术治疗后,再择期行上颌窦底提升术。

4. 急性 / 慢性上颌窦炎 处于急性上颌窦炎或慢性上颌窦炎急性发作期的患者,一般伴有鼻塞、头痛、胀痛感等临床表现,容易被口腔种植医师发现。值得关注的是,有一些处于慢性上颌窦炎的患者,虽然相应的临床症状不明显,但是上颌窦腔内潴留了大量的渗出液或伴有严重上颌窦黏膜病变,因此必须结合 CBCT 影像仔细分析,评估是否出现气 - 液平面、上颌窦腔内病变的程度及形态等影像学表现来综合判断,以选择合适的提升手术时机。

5. 拔牙窝愈合不良及邻牙未控制的根尖周疾病 如果术前 CBCT 影像学检查发现,在拟行上颌窦底提升术的位点处出现明显的牙槽骨透射影像时,则提示该处拔牙窝未完全愈合,仍有软组织残留,需要彻底刮除该部位的软组织,并行位点保存术或引导性骨再生(guided bone regeneration,GBR)术,再择期行上颌窦底提升术(图 3-2-3)。

如发现拟行上颌窦底提升术位点的邻牙存在根尖周病变时,需要采用 CBCT 来诊断病变与上颌窦黏膜的位置关系,特别是当根尖周病变与上颌窦黏膜之间的骨质高度小于 2mm 时,需要在术前对相邻牙的根尖周病变进行完善的治疗,必要时拔除该牙(图 3-2-4)。

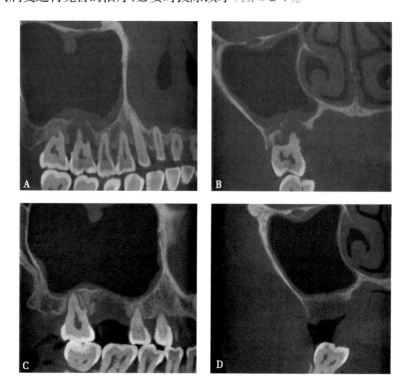

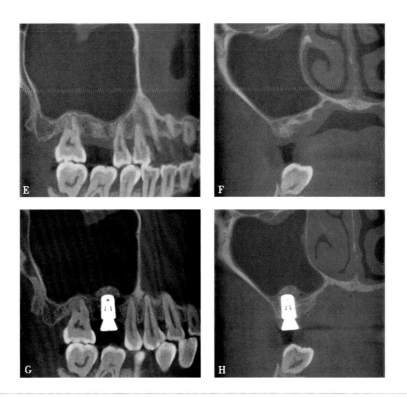

图 3-2-3　经牙槽嵴顶上颌窦底提升术在上颌后牙缺失区种植治疗中的应用

（南方医科大学口腔医院杨勇医师供图）

A. CBCT 矢状位示 16 重度牙周炎导致上颌窦底骨部分缺损；B. CBCT 冠状位示 16 重度牙周炎导致上颌窦底骨部分缺损；C. CBCT 矢状位示拔除 16 后 4 个月余，拔牙窝愈合不佳；D. CBCT 冠状位示拔除 16 后 4 个月余，拔牙窝愈合不佳，腭侧骨板缺损明显；E. CBCT 矢状位示 16 行位点保存术后 8 个月的拔牙窝愈合情况；F. CBCT 冠状位示 16 行位点保存术后 8 个月，拔牙窝愈合良好；G、H. CBCT 矢状位（G）、冠状位（H）示经牙槽嵴顶上颌窦底提升术后植入骨水平种植体 4.8mm×8.0mm，提升效果良好。

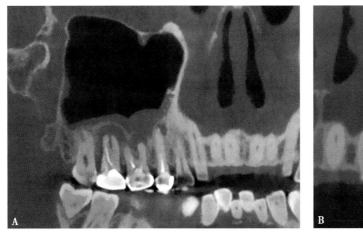
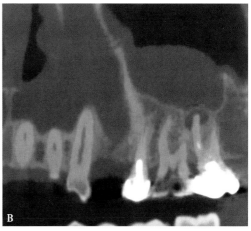

图 3-2-4　根尖周病变与上颌窦黏膜病变的影像学表现

A. 15—17 根尖周病变相应区域上颌窦黏膜弥散性增厚；B. 27 慢性根尖周炎相应区域可见左侧上颌窦囊肿。

　　此外，在临床上还可见邻牙的根尖突出于上颌窦内（图 3-2-5），造成这种现象的原因，包括：①在解剖结构上，根尖突出于上颌窦内；②根尖周病变造成牙槽骨吸收；③拔牙引起邻牙周围的牙槽骨自上颌窦底向下吸收等。此时如存在根尖周病变患牙，应进行完善的根管治疗或拔除不能保留的患牙，再择期行上颌窦底提升术。

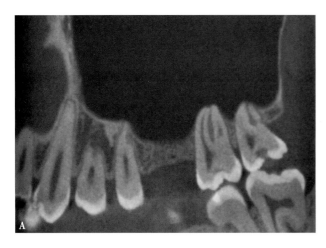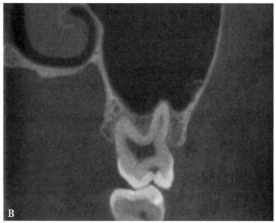

图 3-2-5　CBCT 示 26 与左侧上颌窦腔的位置关系

CBCT 矢状位（A）、冠状位（B）示 26 近远中颊根的根尖突入上颌窦内，根尖与上颌窦腔之间仅为上颌窦黏膜。

6. 口腔上颌窦瘘　所谓口腔上颌窦瘘，是指口腔与上颌窦之间形成的异常通路，瘘管多见于上颌后牙缺失区的牙槽嵴顶，如瘘管存在上皮化则为真性瘘。CBCT 可见上颌窦底至相应的牙槽嵴顶出现骨性缺如，一般伴有上颌窦黏膜的增厚。上颌后牙拔除是上颌窦穿孔最常见的原因。少数患者因长期慢性牙周、根尖周病变破坏了上颌窦底骨质，造成了口腔与上颌窦穿通，进一步导致上颌窦炎，表现为上颌窦底骨质缺失，上颌窦底黏骨膜与患牙根部粘连，使得上颌窦黏骨膜不易从骨面剥离开，极易造成黏骨膜穿孔，故应视为上颌窦底提升术的非适应证。但在以下情况时，可同期行上颌窦底提升术和上颌窦瘘封闭术：尽管存在上颌窦瘘，但上颌窦腔无急性渗出物，上颌窦黏膜无明显增厚，上颌窦开口通畅（图 3-2-6，图 3-2-7）。

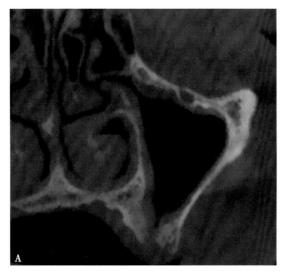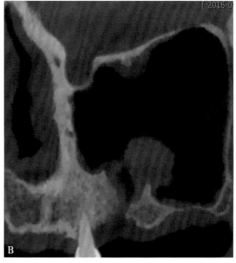

图 3-2-6　CBCT 示左侧口腔上颌窦瘘

A. CBCT 冠状位示上颌窦底处骨性缺损，上颌窦开口通畅；B. CBCT 矢状位示上颌窦底处骨性缺损，上颌窦黏膜增厚。

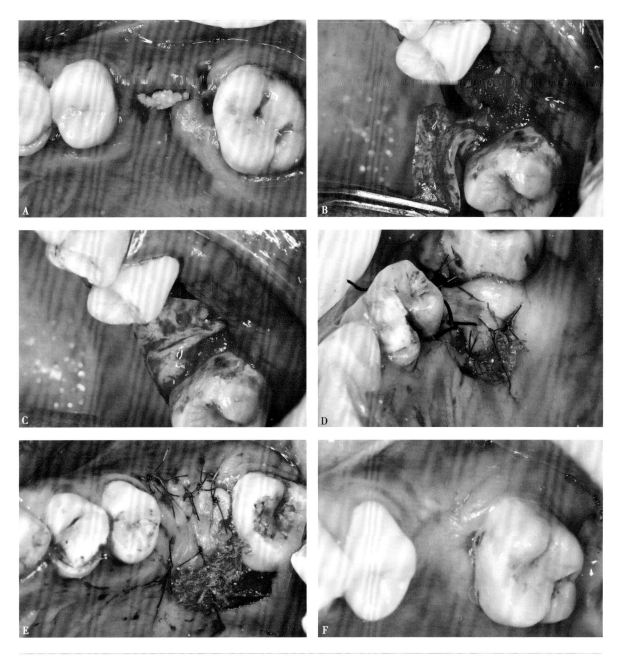

图 3-2-7 左侧口腔上颌窦瘘封闭手术及预后

A. 外院拔除 26 后发生口腔上颌窦瘘；B. 炎症控制后腭侧制取半厚瓣；C. 检查腭侧带蒂瓣的长度能否对口腔上颌窦瘘覆盖充分；
D. 对位严密缝合腭侧瓣，封闭口腔上颌窦瘘；E. 严密缝合后𬌗面观；F. 上颌窦瘘转瓣封闭术后 10 周的愈合情况。

二、手术术式选择

本节所谈到的手术术式主要指如下八种：经牙槽嵴顶上颌窦底提升术、保留上颌窦囊肿的经牙槽嵴顶上颌窦底提升术、侧壁开窗上颌窦底提升术、侧壁开窗上颌窦底提升术同期种植体植入术、保留上颌窦囊肿的侧壁开窗上颌窦底提升术、侧壁开窗上颌窦底提升术同期囊肿摘除术、侧壁开窗上颌窦底提升术同期囊肿摘除术及种植体植入术、避开上颌窦黏膜病变的种植体植入术。关于经牙槽嵴顶上颌窦底提升术和侧壁开窗上颌窦底提升术两种术式的基本操作流程和技术要点，本章节不作详述，重点讨论如何选择合理的手术术式。

（一）无上颌窦黏膜病变的术式选择

在无上颌窦黏膜病变的病例中，参考 Jensen 教授 1996 年所提出的临床指南进行上颌窦底提升的术式选择，可获得较高的成功率。该指南依据上颌窦底的剩余骨高度（RBH）制订出以下四类手术方案。

A 类：RBH≥10mm，采用常规种植方法植入种植体。

B 类：7mm≤RBH≤9mm，可采用经牙槽嵴顶上颌窦底提升术＋同期植入种植体。

C 类：4mm≤RBH≤6mm，采用侧壁开窗上颌窦底提升术＋同期植入种植体。

D 类：1mm≤RBH≤3mm 时，多采用侧壁开窗上颌窦底提升术＋延期植入种植体（图 3-2-8）。

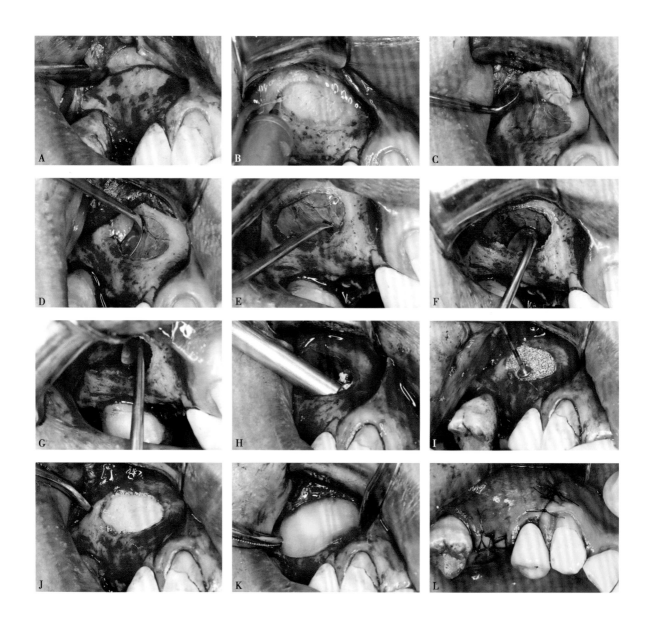

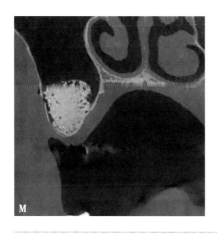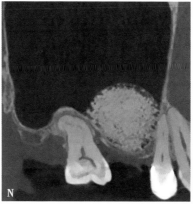

图 3-2-8　左侧上颌后牙缺失区侧壁开窗上颌窦底提升术的基本程序

A. 14 颊侧近中切口；B. 侧壁制备椭圆形开窗口；C. 轻柔地揭起侧壁骨板；D～G. 把黏骨膜按一定的顺序整体剥离，提升至合适高度；H、I. 使用输送器将适量的骨增量材料轻柔地填入黏骨膜下方；J～L. 将原来揭开的骨片回放原位，覆盖可吸收性胶原屏障膜；M、N. 术后 CBCT 示上颌窦黏骨膜被完整提起，提升高度及宽度良好。

　　当然，随着口腔种植技术和理念的不断发展，一些学者在临床操作上，对以上分类的界定做出了调整，例如在 B 类中，将 RBH 的界定相对降低，在 RBH 小于 6mm 时，使用较短和直径大于 4mm 的种植体，在保证提升高度不超过 3.5mm 的前提下，在经牙槽嵴顶上颌窦底提升术的同期行种植体植入，降低了上颌窦黏骨膜的穿孔率和修复完成后的并发症（图 3-2-9 ）。

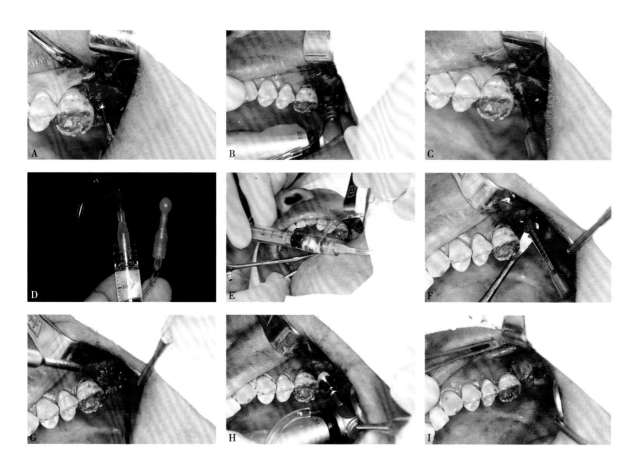

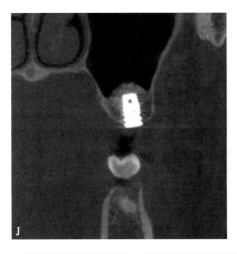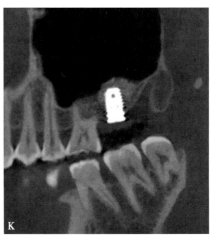

图 3-2-9　水囊法经牙槽嵴顶上颌窦底提升术的基本程序

A～I. 球钻定位,逐级扩孔,深度至距离上颌窦底约 1mm 处,上颌窦底提升骨凿轻敲使窦底骨发生骨折,使用水囊装置对骨折后的上颌窦底进行提升,达到所需高度后,置入骨增量材料及自体骨碎屑,植入 1 颗 5.0mm×7.5mm 种植体,对位严密缝合;J、K. 术后 CBCT 示窦底提升效果良好,未见上颌窦黏骨膜穿孔。

(二)伴上颌窦黏膜病变的术式选择

对于伴有上颌窦黏膜病变的病例,仅参考 Jensen 教授这一临床指南去选择术式,显然是不全面的。特别是对于 RBH 为 C 类和 D 类的患者,还应结合上颌窦黏膜病变的特点和临床操作风险,选择具体的术式。对于 RBH 为 B 类的患者,如果囊肿小于窦底至上颌窦开口高度的一半,可选择经牙槽嵴顶上颌窦底提升术同期行种植体植入术,提升的高度控制在 3mm 内(图 3-2-10);如果囊肿大于窦底至上颌窦开口高度的一半,建议选择侧壁开窗上颌窦底提升术同期行上颌窦囊肿摘除术,根据囊肿摘除后上颌窦黏骨膜损伤的程度,决定是否同期行种植体植入术。对于 RBH 为 C 类的患者,如果在上颌窦底提升区存在较大的囊肿,建议在提升手术时同期摘除囊肿,根据囊肿的性质和摘除囊肿后上颌窦黏骨膜损伤的严重程度,决定是否同期行植入种植体。对于 RBH 为 D 类的患者,在侧壁开窗上颌窦底时可同期摘除上颌窦囊肿,但不建议同期行种植体植入术,原因如下:①上颌窦底 RBH 小,种植体无法获得足够稳定性的风险较大;②在摘除上颌窦囊肿后,上颌窦黏骨膜就存在穿孔,同期植入种植体会增加术后上颌窦感染的风险;③上颌窦底 RBH 小的患者常伴有附着龈宽度不足,组织血供相对下降,如果同期种植,则增加上颌窦术区血供的负担,不利于软硬组织的愈合。

此外,当上颌窦腔内为充满型的炎症病变和侵袭性真菌性鼻窦炎,而患者的全身系统情况和心理上无法耐受相关鼻窦手术时,可酌情放弃上颌窦底提升术,采用倾斜植入种植体、短种植体植入等方法处理,恢复患者部分咀嚼功能(详见第七章)。因此,笔者团队认为,对于伴有上颌窦黏膜病变的病例,在术式选择时,除了判断患者的可用骨高度,还要结合患者的年龄、骨质密度、骨宽度,以及缺牙区的血供等情况综合考量,制订循证可靠的治疗方案。

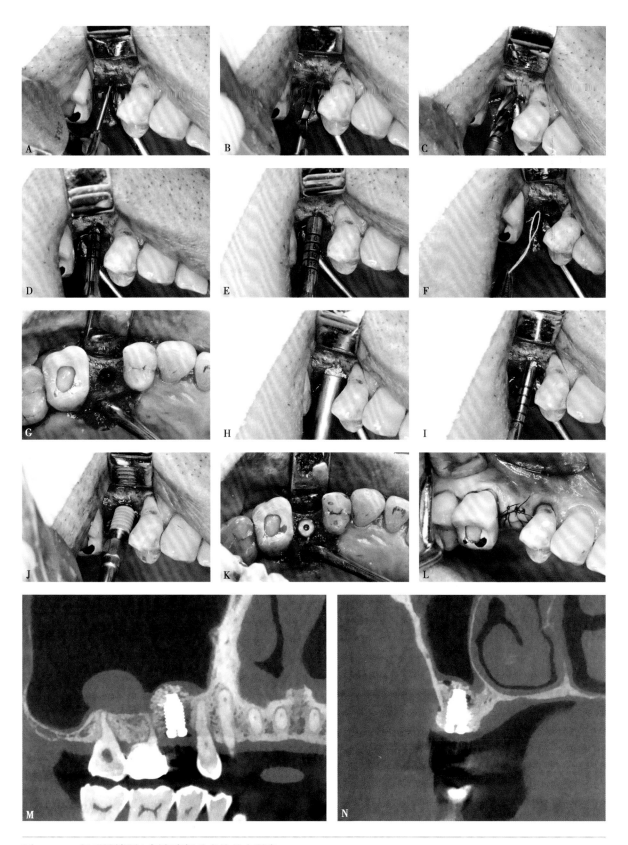

图 3-2-10　经牙槽嵴顶上颌窦底提升术的基本程序

A. 球钻定位；B. 枪钻定深度；C. 逐级扩孔，深度为距离上颌窦底约 1mm 处；D、E. 上颌窦底提升骨凿轻敲使窦底骨发生骨折，逐级更换骨凿将骨折的上颌窦底连同上颌窦黏骨膜整体提升；F. 捏鼻鼓气法初步检查上颌窦黏骨膜有无穿孔；G～I. 将骨增量材料分次轻柔地植入提升后的上颌窦底处；J～L. 植入 1 颗 4.5mm×9.5mm 种植体后，严密对位缝合；M、N. 术后 CBCT 示窦底提升效果良好，未见上颌窦黏骨膜穿孔。

第三节 与耳鼻咽喉科协作治疗的原则

在口腔种植患者中,上颌窦黏膜病变的检出率可高达45.1%。较大一部分黏膜病变患者在合适的时机下,由有经验的口腔种植医师实行上颌窦底提升术,可获得较好的疗效。但也有一部分患者,上颌窦黏膜病变与全鼻窦腔的疾病同时存在,相互影响。此时,我们种植医师并不能很好地控制鼻炎或鼻窦炎症状,在操作前需要请耳鼻咽喉科医师会诊,必要时进行协作诊疗。口腔的局部病灶提示了特定口腔治疗的迫切性,而患者的鼻炎或鼻窦炎症状(鼻塞、脓涕、面部疼痛等)则提示了缓解上颌窦炎症状的耳鼻咽喉科治疗的必要性。若炎症在必要的口腔治疗下无效、迁延不愈、反复发作,口腔医师就需要耳鼻咽喉科医师的帮助,反之亦然。一前瞻队列研究表明,相比于以口腔治疗为主的方案,对牙源性上颌窦炎采用以耳鼻咽喉科手术治疗如功能性内镜鼻窦手术(functional endoscopic sinus surgery,FESS)为主的方案,可以更快地缓解和解决患者的鼻炎或鼻窦炎症状。通过耳鼻咽喉科协作治疗,患者通常可在术后7～12天恢复;而如果单纯采用口腔治疗,疗程则需要35～56天。

一、上颌窦底提升术前的协作治疗

口腔种植医师在为患者制订上颌窦底提升术治疗方案时,应针对性地询问患者之前是否有耳鼻咽喉科相关的疾病和治疗史,平时是否有鼻塞、头胀痛不适、呼吸不畅等症状,再结合CBCT检查对除上颌窦外的其他窦腔进行仔细分析。一旦发现患者存在以下病变或结构异常时,应转诊或请耳鼻咽喉科会诊,进行协作诊治。

1. 术前患有急慢性鼻炎或鼻窦炎,伴有局部和/或全身不适的症状。

2. 患者有妨碍上颌窦生理通气、引流的解剖变异和病变,例如增生钩突、上颌窦开口堵塞、严重鼻中隔偏曲或鼻息肉阻塞中鼻部等。

3. 发现良性鼻或鼻窦肿瘤(例如内翻乳头状瘤、黏液瘤、筛窦纤维瘤病)和恶性侵犯上颌窦的鼻窦肿瘤。

4. 上颌窦黏膜重度增厚和充满型病变的患者,在去除或控制与增厚相应区域的根尖周炎和重度牙周炎后,上颌窦黏膜的严重病变仍未见明显减缓(图3-3-1)。

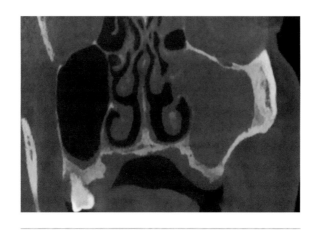

图3-3-1 左侧上颌窦腔充满型增厚的CBCT影像

5. 急性过敏性鼻炎导致上颌窦腔内分泌物明显滞留和黏膜水肿。

6. 上颌窦腔内发现较大囊肿,并伴有上颌窦开口严重堵塞,需要对上颌窦开口扩通及同期摘除囊肿。

7. 未控制的真菌性上颌窦炎(图 3-3-2)。

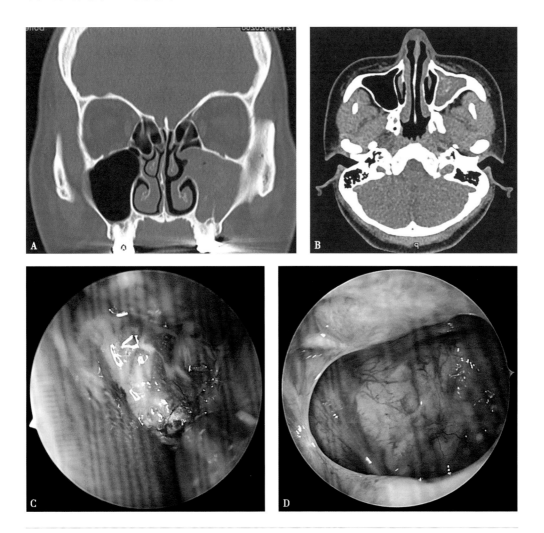

图 3-3-2　左侧真菌性上颌窦炎

(中山大学附属第一医院陈枫虹医师供图)

A. CT 冠状位示病变充满左侧上颌窦腔,可见散在钙化点;B. CT 轴位示病变充满左侧上颌窦腔及散在钙化点;

C. 鼻内镜下上颌窦腔的病变情况,增生物表面可见脓性液体;D. 术后上颌窦腔的鼻内镜检查示黏膜恢复正常。

二、上颌窦底提升术后并发症的协作治疗

一旦发生上颌窦底提升术后并发症,要及时诊治,在 CBCT 检查辅助下尽快找出引起并发症的原因。如果并发症局限于上颌窦腔及口腔范围内,口腔种植医师或口腔颌面外科医师可直接进行对症处理;如果感染扩散至全鼻窦腔,引起全身发热等不适,应第一时间转至耳鼻咽喉科诊治,及时采取抗感染、引流等措施,以免鼻炎或鼻窦炎扩散引起颅内感染等严重并发症;如果在上颌窦底提升术及种植体植入术中,发生异物掉入上颌窦腔内的并发症,而口腔种植医师无法取出时,可请求口腔颌面外

科医师进行侧壁开窗处理,也可请耳鼻咽喉科医师在鼻内镜下行异物取出术等(详见第六章)。

当然,笔者所提到的协作治疗模式,并不是提倡口腔种植医师完全依赖于耳鼻咽喉科医师,否认口腔种植医师及口腔颌面外科医师的外科水平。作为口腔种植医师,必须要加强对上颌窦黏膜病变及上颌窦底提升术后并发症的诊治能力,掌握例如上颌窦炎症的开窗引流、冲洗、药物治疗,乃至鼻内镜在上颌窦底提升术中的应用等技术,必要时请耳鼻咽喉科医师会诊及协作治疗。

(周腾飞　黄喆逊　容明灯)

参考文献

1. BORNSTEIN M M, CIONCA N, MOMBELLI A.Systemic conditions and treatments as risks for implant therapy.Int J Oral Maxillofac Implants, 2009, 24(Suppl): 12-27.

2. MCDERMOTT N E, CHUANG S K, WOO V V, et al.Maxillary sinus augmentation as a risk factor for implant failure.Int J Oral Maxillofac Implants, 2006, 21(3): 366-374.

3. CHIAPASCO M, ZANIBONI M.Clinical outcomes of GBR procedures to correct peri-implant dehiscences and fenestrations: a systematic review.Clin Oral Implants Res, 2009, 20(Suppl 4): 113-123.

4. GRANSTRÖM G, JACOBSSON M, TJELLSTRÖM A.Titanium implants in irradiated tissue: benefits from hyperbaric oxygen.Int J Oral Maxillofac Implants, 1992, 7(1): 15-25.

5. JENSEN O T, SHULMAN L B, BLOCK M S, et al.Report of the sinus consensus conference of 1996. Int J Oral Maxillofac Implants, 1998, 13(Suppl): 11-45.

第四章 上颌窦黏膜增厚的上颌窦底提升术

在第二章中,我们根据上颌窦的 CBCT 影像学表现,对上颌窦黏膜增厚进行了如下分类。

1. 健康上颌窦黏膜 0～2mm 或 CBCT 上不显影。

2. 上颌窦黏膜轻度增厚 >2～5mm。

3. 上颌窦黏膜中度增厚 >5～10mm。

4. 上颌窦黏膜重度增厚(通畅型) >10mm,不充满窦腔,上颌窦开口通畅。

5. 上颌窦黏膜重度增厚(阻塞型) >10mm,不充满窦腔,上颌窦开口阻塞。

6. 上颌窦黏膜充满型增厚 黏膜增厚充满整个窦腔,上颌窦开口阻塞。

不同程度的上颌窦黏膜增厚对施行上颌窦底提升术有不同的影响。上颌窦黏膜轻度与中度增厚时,虽不影响上颌窦底提升术的成功率与之后的种植成功率,但在手术过程中仍有许多需要注意的事项。而在上颌窦黏膜重度和充满型增厚时,则应在术前详细评估上颌窦内的炎症情况,评估窦口鼻道复合体的功能状态。如上颌窦开口引流通畅,则可以小心尝试行上颌窦底提升术。反之,如上颌窦内引流不通畅,则应先转诊至耳鼻咽喉科进行治疗,再考虑行上颌窦底提升术。本章我们将进一步讨论上颌窦黏膜增厚时,上颌窦底提升术的适应证把控与手术操作技巧。

第一节 上颌窦黏膜轻度增厚的上颌窦底提升术

CBCT 中显示上颌窦黏膜厚度为 2～5mm 时,为上颌窦黏膜轻度增厚。多种病理因素引发的炎症可能导致上颌窦黏膜增厚。病理性增厚的黏膜可能呈现凝胶状的外观,这种黏膜在骨膜层破裂后变得非常脆弱。与之相反,也有些黏膜增厚发生在骨膜层,这将使上颌窦底黏膜变得更加坚韧、不易穿孔。虽然根据患者的病史及症状可以粗略判断其黏膜增厚的原因,但在经牙槽嵴顶上颌窦底提升术中,我们无法直接观察黏膜形态。因此,对于上颌窦黏膜轻度增厚的病例,术中应注意操作手法尽量轻柔,避免上颌窦黏骨膜破裂。如在经牙槽嵴顶上颌窦底提升术中发现上颌窦黏骨膜穿孔,可直接转行侧壁开窗上颌窦底提升术提起黏骨膜,并根据穿孔情况进行相应的处理。

病例:上颌窦黏膜轻度增厚的经牙槽嵴顶上颌窦底提升术

患者,女性,52 岁。4 个月前,因左侧上颌后牙大面积龋坏无法保留而拔除患牙。因缺牙影响咀嚼就诊,要求种植修复缺失牙。

主诉:左侧上颌后牙缺失4个月。

现病史:患者4个月前因左侧上颌后牙大面积龋坏而拔除患牙,现自觉缺牙影响咀嚼。

临床检查:26、37缺失,27伸长。口腔卫生状况较差,牙龈轻微红肿,牙周探诊深度为3~6mm,附着丧失为1~3mm。咬合关系基本正常。

影像学检查:CBCT检查示左侧上颌窦底黏膜轻度增厚,窦底剩余骨高度约7mm(图4-1-1)。

临床诊断:上下颌牙列缺损,慢性牙周炎(Ⅱ期,广泛型,A级)。

治疗计划:①完善的牙周基础治疗;②左侧上颌行经牙槽嵴顶上颌窦底提升术,26种植体同期植入。

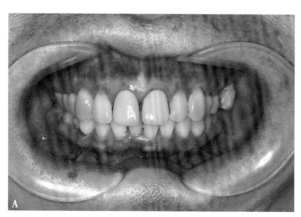

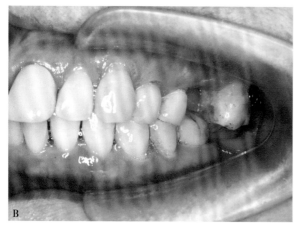

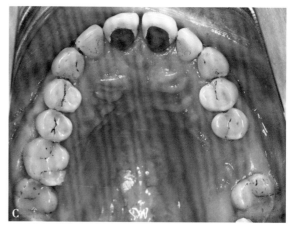

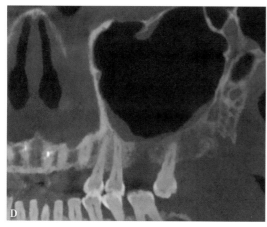

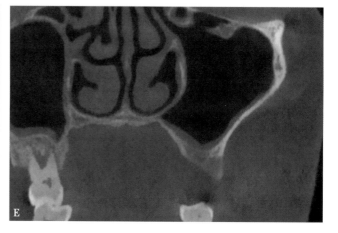

图4-1-1 术前临床检查及影像学检查

A. 口内照正面观;B. 口内照左侧面观;C. 口内照𬌗面观;D. CBCT矢状位示26缺牙区;E. CBCT冠状位示26缺牙区。

临床操作：局部浸润麻醉下，沿26牙槽嵴顶正中切开牙龈，翻全厚瓣暴露牙槽嵴。球钻定位逐级预备，用直径3.0mm金刚砂球钻小心去除窦底骨质，保留窦底下方约1mm骨质。用上颌窦底提升目凿凿破上颌窦底壁，小心植入适量骨增量材料，同期行经牙槽嵴顶上颌窦底提升术，26植入1颗4.1mm×10.0mm软组织水平种植体，就位覆盖螺丝，埋入式愈合，严密缝合术区创口（图4-1-2）。

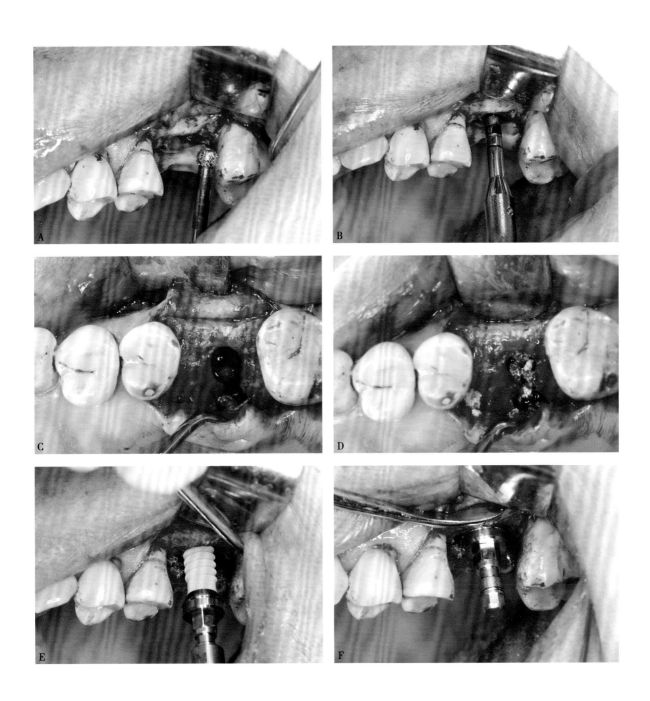

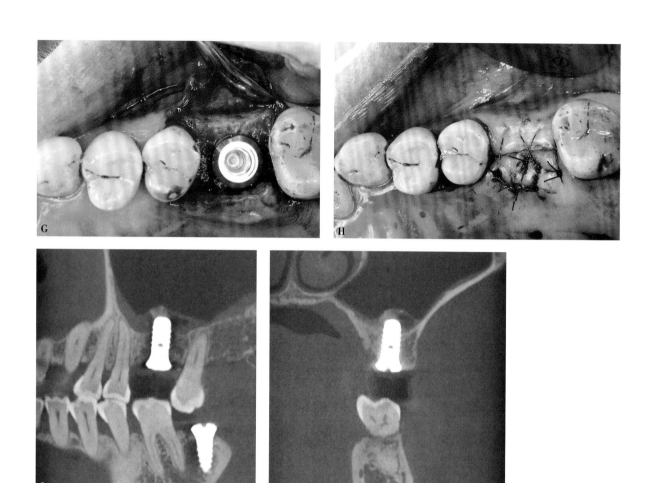

图 4-1-2　手术过程及术后当日 CBCT

A. 翻瓣后逐级备洞；B. 上颌窦底提升骨凿敲击；C. 检查上颌窦黏骨膜完整性；D. 植入骨增量材料；E. 植入种植体；F. 确定种植体轴向；G. 就位覆盖螺丝；H. 缝合手术创口；I、J. 术后当日 CBCT 矢状位（I）、冠状位（J）示种植体位点、轴向良好，上颌窦黏骨膜未见穿孔影像。

　　7个月后复诊行二期手术，检查见种植体骨结合良好，待软组织愈合后，行种植冠修复（图 4-1-3）。

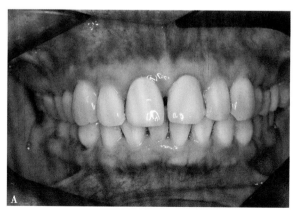
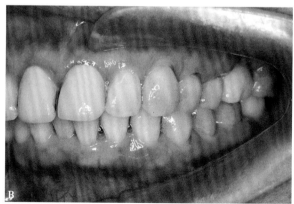

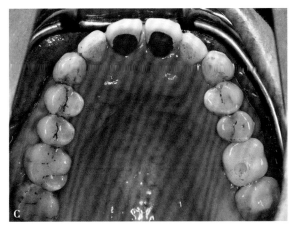
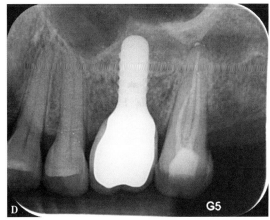

图 4-1-3 修复后口内照及影像学检查

A. 修复后口内照正面观；B. 修复后口内照左侧面观；C. 修复后口内照𬌗面观；D. 根尖片示 26 种植修复冠密合到位。

讨论：Jensen 等在 1996 年提出，上颌窦底骨高度在 7～9mm 时，可以经牙槽嵴顶入路行上颌窦底提升术。随着人们对上颌窦内植骨认识的加深和手术器械的进步，6mm、5mm 甚至小于 4mm 的窦底剩余骨高度也被认为是经牙槽嵴顶上颌窦底提升术的适应证。当然，也要考虑上颌窦底黏膜形态，以及窦底解剖异常如分隔、骨嵴、斜坡等对术中上颌窦黏骨膜穿孔风险的影响。一般认为，在行经牙槽嵴顶上颌窦底提升术时，提升垂直距离小于 4mm，上颌窦黏骨膜穿孔的风险较小。

在本病例中，窦底剩余骨高度为 7mm，植入 1 颗长度为 10mm 的种植体。此时，我们选择种植体长度为 10mm 而不是 8mm，是因为考虑较长的种植体有利于长期存留，且提升垂直距离控制在约 4mm 以下，能尽量避免有病变的上颌窦黏骨膜穿孔。

病例：上颌窦黏膜轻度增厚的侧壁开窗上颌窦底提升术

患者，男性，41 岁。7 年来左侧上颌后牙因无法保留而陆续拔除，拔牙病史具体不详。现因缺牙影响咀嚼进食就诊，要求种植修复缺失牙。

主诉：左侧上颌后牙缺失 7 年余。

现病史：患者 7 年来多颗左侧上颌后牙因无法保留陆续拔除，现自觉缺牙影响咀嚼和进食。

临床检查：24—27 缺失，37 伸长。口腔卫生状况较差，牙龈轻微红肿，牙周探诊深度为 3～6mm，附着丧失为 1～3mm。咬合关系基本正常。

影像学检查：CBCT 检查示左侧上颌窦底黏膜轻度增厚，窦底剩余骨高度约 3mm（图 4-1-4）。

临床诊断：上颌牙列缺损，慢性牙周炎（Ⅲ 期，广泛型，A 级）。

治疗计划：①完善的牙周基础治疗；②左侧上颌行侧壁开窗上颌窦底提升术，24、26、27 种植体同期植入。

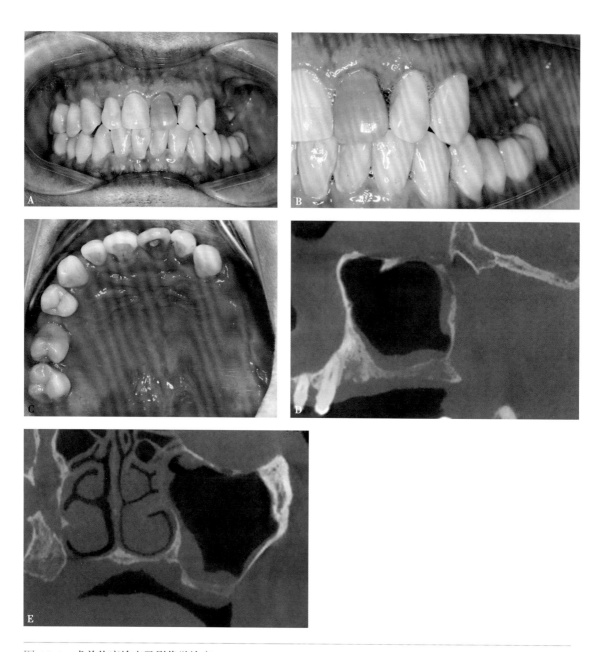

图 4-1-4 术前临床检查及影像学检查

A. 术前口内照正面观；B 术前口内照左侧面观；C. 术前口内照𬌗面观；D. 术前 CBCT 矢状位示 24—27；E. 术前 CBCT 冠状位示 24—27。

临床操作：局部浸润麻醉下，于 23 唇侧近中做垂直切口，全层翻开黏骨膜瓣，暴露左侧上颌窦后外壁，3.0mm 金刚砂球钻磨除部分骨壁形成骨块，小心揭开骨块暴露上颌窦黏骨膜。小心剥离上颌窦底黏骨膜至预定高度。在牙槽嵴顶 24、26、27 位置，预备种植窝洞。上颌窦底放入适量骨增量材料，轻轻压实。于 24 位点植入 1 颗 4.0mm×9.5mm 种植体，26、27 两个位点分别植入 1 颗 4.5mm×9.5mm 种植体。从开窗口填入骨增量材料，复位开窗时取下的骨块，于开窗口覆盖可吸收性胶原屏障膜 20mm×15mm 一张，严密关闭手术创口（图 4-1-5）。

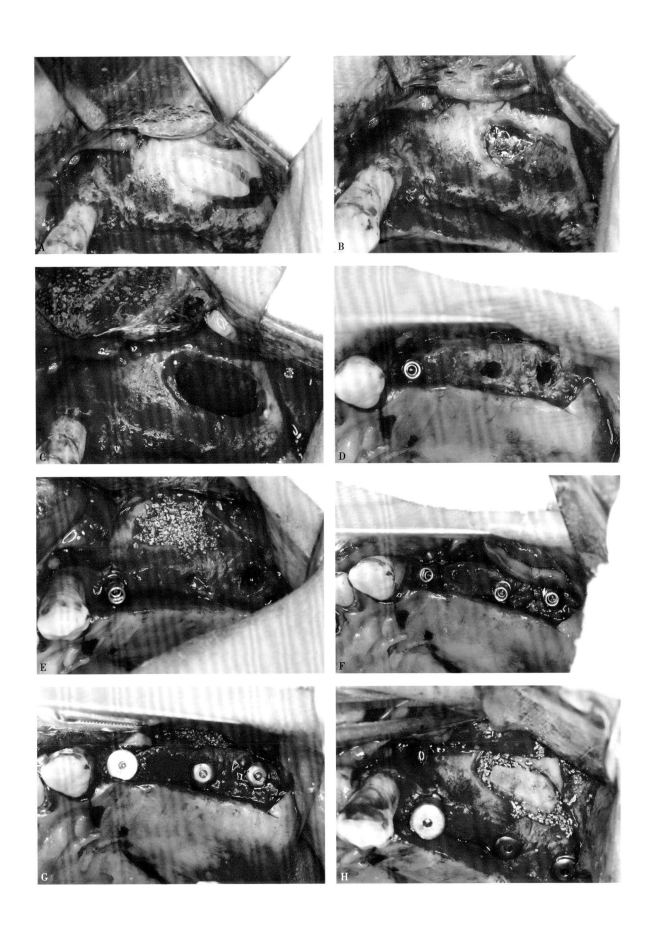

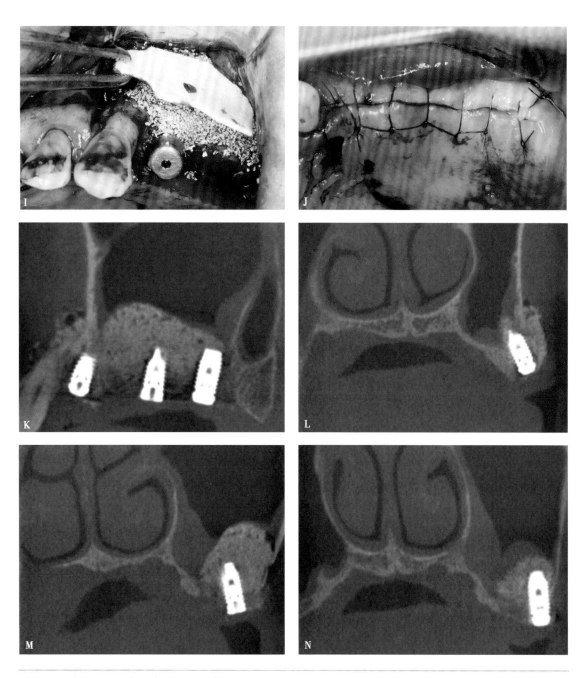

图 4-1-5　术中过程及术后当日 CBCT 检查

A. 球钻于侧壁形成骨窗；B. 摘除骨块；C. 剥离上颌窦黏骨膜；D. 完成窝洞预备；E. 植入骨增量材料；F. 植入种植体；
G. 就位愈合基台或覆盖螺丝；H. 复位游离骨块于开窗口；I. 覆盖胶原膜；J. 缝合手术创口；K. 术后即刻 CBCT 24—27 矢状
位；L. 术后即刻 CBCT 24 冠状位；M. 术后即刻 CBCT 26 冠状位；N. 术后即刻 CBCT 27 冠状位。

7个月后,复查全口牙位曲面体层片见上颌窦底植骨区域骨质愈合良好。遂行二期手术暴露种植体,待软组织愈合后完成种植冠修复(图 4-1-6)。

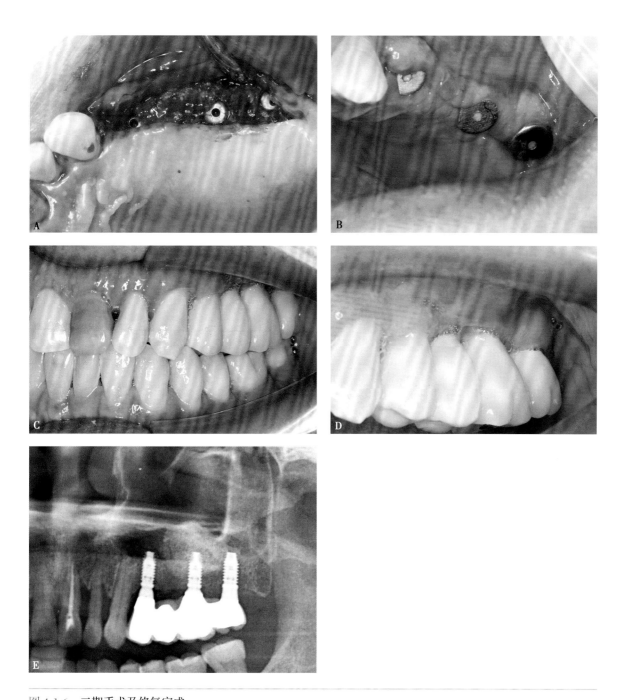

图 4-1-6　二期手术及修复完成

A. 二期手术暴露种植体;B. 二期手术后牙龈愈合情况;C、D. 修复完成后左侧口内照;E. 术后 7 个月影像学表现。

讨论:在该病例中,虽然上颌窦黏膜有轻度增厚,但侧壁开窗后看到黏膜的质地与色泽基本正常,未见异常分泌物。剥离上颌窦黏骨膜的过程中,黏骨膜的弹性基本正常,仍可见黏骨膜随呼吸运动而上下起伏。在充分抬起上颌窦黏骨膜后,我们在其下方植入骨增量材料,并同期植入 3 颗种植体。术后CBCT检查未见上颌窦内出现液平面，尽管可见偏腭侧的上颌窦黏膜变厚的现象，但基本可以判定术中、术后未发生上颌窦黏骨膜穿孔，这为后期膜下良好的成骨及种植体骨结合提供了保障。

第二节　上颌窦黏膜中度增厚的上颌窦底提升术

当CBCT示上颌窦黏膜厚度为5～10mm时，为上颌窦黏膜中度增厚，但这并不是上颌窦底提升术的禁忌证。有研究显示，上颌窦底提升术后鼻窦炎总发生率为5%，术前鼻窦炎病史的存在可使术后发生鼻窦炎的风险显著升高。因此，术前要全面评估上颌窦腔的状态并做好手术预案，减少术后并发症的发生。

（一）综合评估窦口鼻道复合体的状态

此时要仔细评估窦口鼻道复合体的状态，并结合临床病史来判断上颌窦炎症状态。如患者近期有流涕、头痛等鼻窦炎症状，应首先转耳鼻咽喉科治疗，控制炎症；待其转入慢性炎症后，再考虑施行上颌窦底提升术。如术前发现术区侧上颌窦开口变窄或堵塞，应请耳鼻咽喉科医师会诊，建议将堵塞或狭窄位置扩大，以建立通畅的气体和渗出液体排出通道。

（二）预防上颌窦黏膜术后肿胀所带来的不良影响

对于上颌窦黏膜中度增厚的病例，应仔细观察上颌窦腔的形态，谨慎设计上颌窦底预计提升的高度，避免提升后的窦黏膜堵塞上颌窦开口、影响引流，引发上颌窦炎，最终导致上颌窦底提升术的失败。Quirynen等发现，上颌窦底提升术后1周，上颌窦黏膜发生显著的肿胀，为原来厚度的5～10倍。上颌窦黏膜肿胀的区域并不局限于上颌窦底提升术的区域，而是整个上颌窦的黏膜，肿胀约在术后3周消失。因此，中度增厚的上颌窦黏膜即使在术前引流通畅，术后由于继发性肿胀，也有可能堵塞上颌窦开口从而导致上颌窦炎。

病例：上颌窦黏膜中度增厚的经牙槽嵴顶上颌窦底提升术

患者，女性，55岁。5年来，多颗双侧上颌后牙因无法保留而陆续拔除，具体不详。现因缺牙影响咀嚼进食就诊，要求种植修复缺失牙。

主诉：双侧上颌后牙缺失5年余。

现病史：患者5年来多颗双侧上颌后牙因无法保留陆续拔除，现自觉缺牙影响咀嚼和进食。

临床检查：16、26、27缺失。口腔卫生状况尚可，牙龈无明显红肿，牙周探诊深度为2～5mm，附着丧失为1～3mm；咬合关系基本正常。

影像学检查：CBCT检查示右侧上颌窦底黏膜中度增厚，窦底剩余骨高度约7mm（图4-2-1）。

临床诊断：上颌牙列缺损，慢性牙周炎（Ⅱ期，局限型，A级）。

治疗计划：①完善的牙周基础治疗；②右侧经牙槽嵴顶上颌窦底提升术同期行16种植体植入术；③左侧经牙槽嵴顶上颌窦底提升术同期行26种植体植入术。

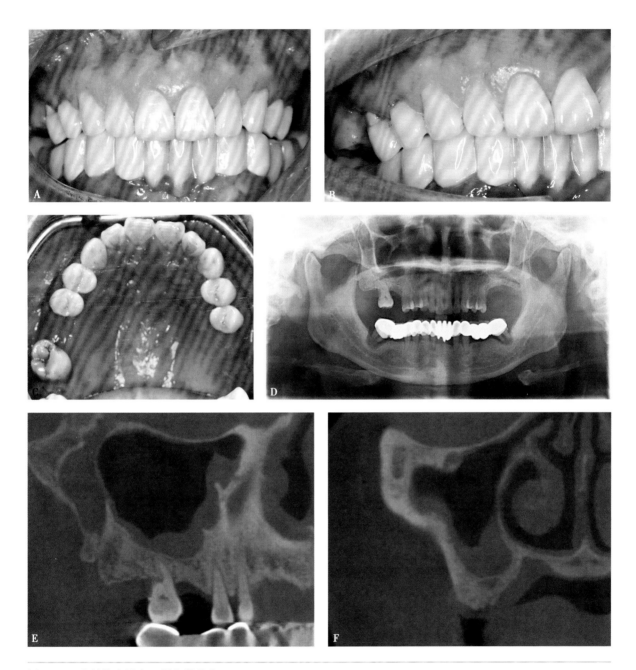

图 4-2-1　术前临床检查及影像学检查

A. 术前口内照正面观；B. 术前口内照右侧面观；C. 术前口内照殆面观；D. 术前全口牙位曲面体层片；E. 术前 CBCT 16 矢状位；F. 术前 CBCT 16 冠状位。

临床操作：局部浸润麻醉下，沿牙槽嵴顶正中切开黏膜，全程翻开黏骨膜瓣暴露牙槽嵴。球钻定位逐级预备，用球钻小心去除窦底骨质，保留约 1mm 骨质。用上颌窦底提升骨凿凿破上颌窦底壁。因计划提升高度为 1mm，故未植入骨增量材料。植入 1 颗 4.1mm×8.0mm 软组织水平种植体，就位愈合基台，严密缝合手术创口（图 4-2-2）。

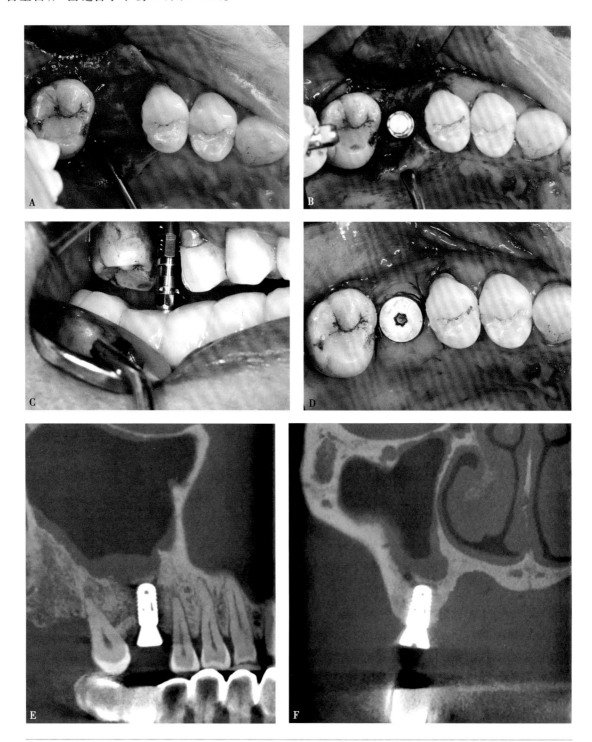

图 4-2-2　术中口内照及术后当日 CBCT

A. 翻瓣暴露牙槽嵴顶；B. 植入种植体；C. 检查种植体轴向；D. 就位愈合基台；E. 术后当日 CBCT 矢状位示 16 种植体；
F. 术后当日 CBCT 冠状位示 16 种植体。

6个月后复诊,二期手术时见种植体骨结合良好,待软组织愈合后行种植修复(图4-2-3)。

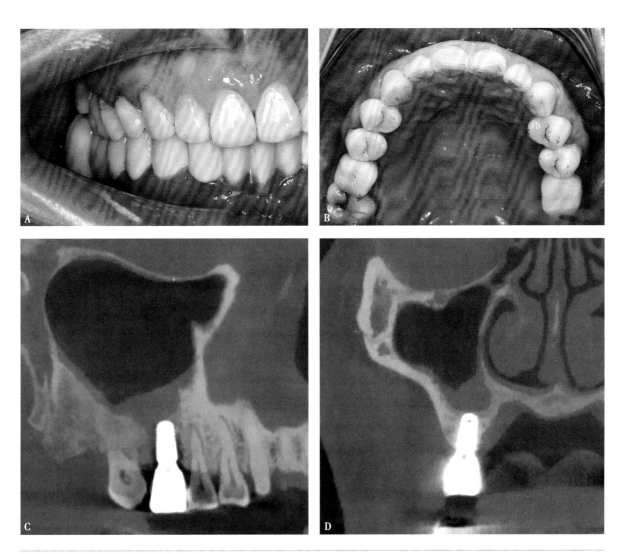

图 4-2-3　修复后口内照及影像学检查
A. 修复后右侧面观;B. 修复后殆面观;C. 修复后 CBCT 矢状位示 16 种植体;D. 修复后 CBCT 冠状位示 16 种植体。

讨论:中度增厚的上颌窦黏膜往往比较脆弱,行经牙槽嵴顶上颌窦底提升术时,应注意控制提升高度,尽量小于 3mm。如提升高度小于 2mm,可以不植入骨增量材料;如提升高度超过 2mm,则在植入骨增量材料时应尽量轻巧缓慢,避免骨增量材料植入过快导致黏骨膜全层或部分穿孔。

该病例中,虽然上颌窦底黏膜中度增厚,但预计提升高度为 1mm,凿破上颌窦底骨板后未植入骨增量材料,降低了上颌窦黏骨膜穿孔的风险。对于上颌窦黏膜中度增厚同期植入骨增量材料的病例,有时在术后 CBCT 影像中可以看到上颌窦黏膜的骨膜层破裂而黏膜层尚保持完整,部分骨增量材料进入黏膜的结缔组织层(图4-2-4)。这种情况虽不致使手术失败种植体脱落,但窦底提升区域的最终成骨效果还是会受到影响。

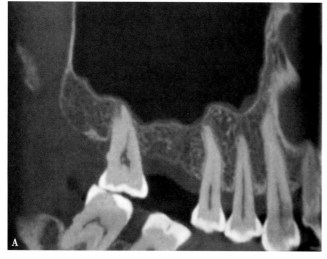
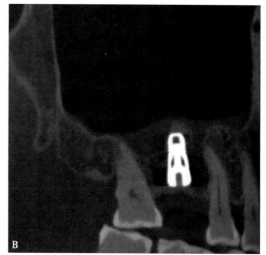

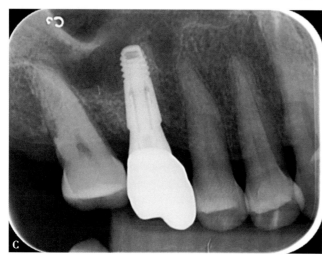

图 4-2-4　经牙槽嵴顶上颌窦底提升术致上颌窦黏骨膜部分穿孔

A. 术前 CBCT 示 16 上颌窦黏膜正常；B. 术后 CBCT 示 16 可疑上颌窦黏骨膜部分穿孔影像，近中黏骨膜被整体抬起，远中骨膜没有被整体抬起；C. 术后 6 个月根尖片示近中植骨区域可能有新骨形成，但远中无骨增量材料，亦未见新骨形成。

病例：上颌窦黏膜中度增厚的侧壁开窗上颌窦底提升术

患者，男性，65 岁。5 年来，多颗双侧上颌后牙因无法保留而陆续拔除，具体不详。现因缺牙影响咀嚼进食就诊，要求种植修复缺失牙。

主诉：双侧上颌后牙缺失 5 年余。

现病史：患者 5 年来多颗双侧上颌后牙因无法保留陆续拔除，现自觉缺牙影响咀嚼和进食。

临床检查：16、26、27 缺失，23—25 连冠修复，叩诊无不适，13 残根。口腔卫生状况尚可，牙龈无明显红肿，牙周探诊深度为 2～5mm，附着丧失为 1～3mm。全口多颗牙殆面重度磨耗，前牙Ⅲ度深覆殆。

影像学检查：CBCT 检查示 25 种植位点骨量充足，26 种植位点窦底剩余骨高度约 3mm。左侧上颌窦黏膜重度增厚，几乎充满窦腔，且上颌窦开口引流不畅（图 4-2-5 ）。

临床诊断：上颌牙列缺损，慢性牙周炎（Ⅳ 期，广泛型，A 级），慢性上颌窦炎。

治疗计划：①完善的牙周基础治疗；②耳鼻咽喉科诊治左侧上颌窦炎；③待炎症控制稳定后，行左侧侧壁开窗上颌窦底提升术 +25、26 种植体同期植入；④必要时采用殆垫或颞下颌关节治疗。

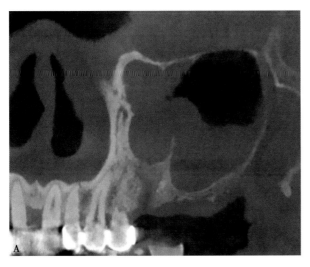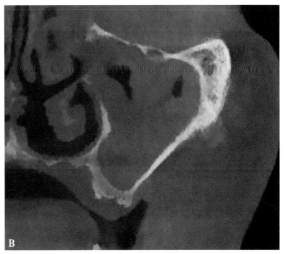

图 4-2-5　左侧上颌窦黏膜重度增厚的 CBCT 影像

A. CBCT 矢状位示增厚的上颌窦黏膜填充了大部分窦腔；B. CBCT 冠状位示增厚的上颌窦黏膜填充了大部分窦腔，上颌窦开口堵塞。

　　临床操作：患者于耳鼻咽喉科治疗 1 个月后复诊，CBCT 检查示上颌窦黏膜由重度增厚转为中度增厚，上颌窦开口堵塞减轻。经完善的牙周炎基础治疗后，拟行左侧侧壁开窗上颌窦底提升术同期行 25、26 种植体植入术（图 4-2-6）。

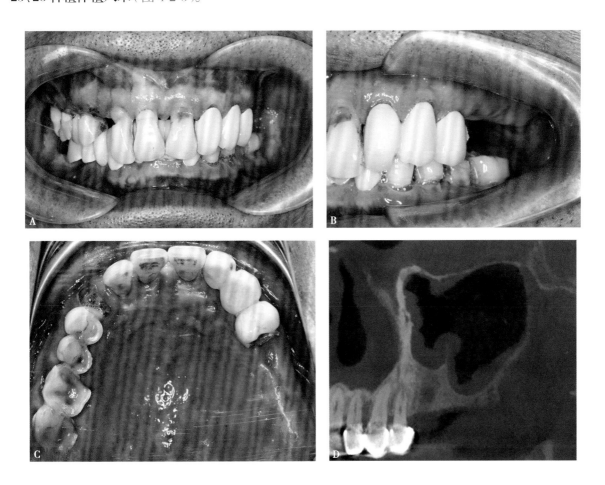

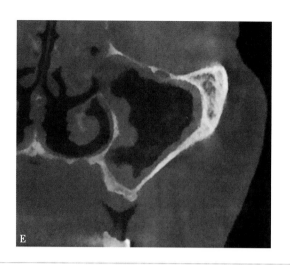

图 4-2-6 术前口内照及影像学检查

A. 术前口内照正面观；B. 术前口内照左侧面观；C. 术前口内照𬌗面观；D. 术前 CBCT 矢状位；E. 术前 CBCT 冠状位。

　　局部浸润麻醉下，于 24 颊侧近中处做垂直切口，翻开黏骨膜瓣暴露左侧上颌窦后外壁。25 颊侧牙槽嵴可见一炎性肉芽组织，刮除肉芽组织，球钻打磨骨面。使用 3mm 金刚砂球钻磨除部分骨壁形成骨块，小心揭开骨块暴露上颌窦黏骨膜。小心剥离上颌窦底黏骨膜至预定高度。于牙槽嵴顶 25、26 位置，预备种植窝洞。上颌窦底放入适量骨增量材料，轻轻压实，25 植入 1 颗 4.0mm×9.5mm 的种植体，26 植入 1 颗 5.0mm×9.5mm 种植体。从开窗口填入骨增量材料，复位开窗时取下的骨块，覆盖一张 20mm×15mm 可吸收性胶原屏障膜，严密缝合手术创口（图 4-2-7）。

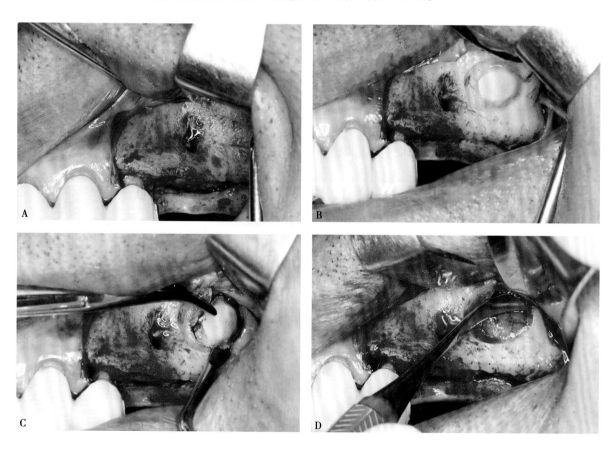

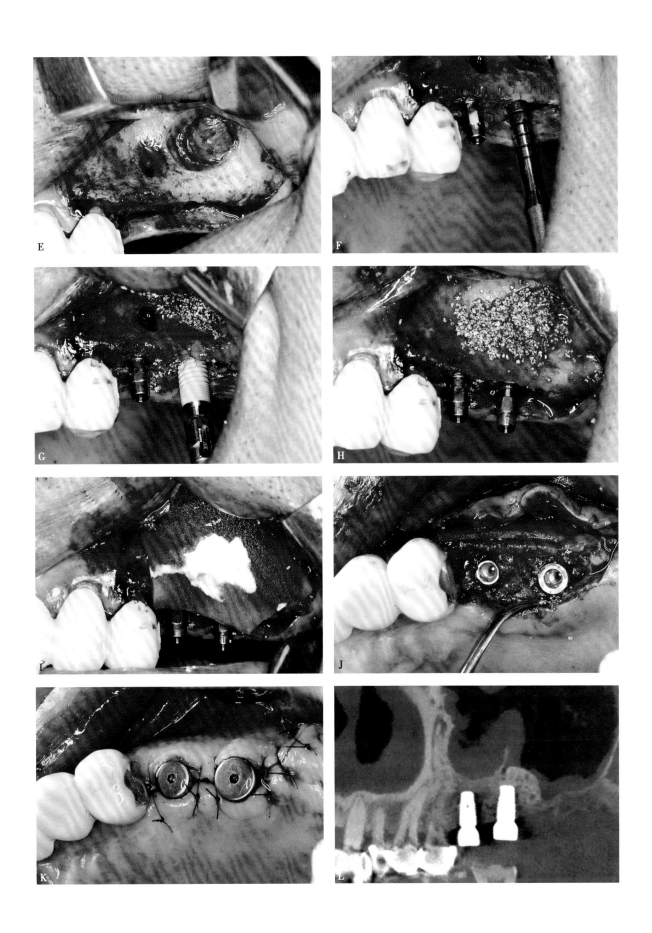

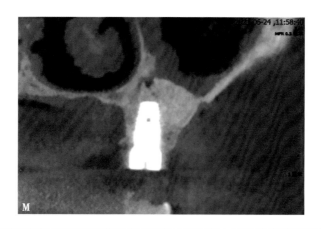

图 4-2-7 侧壁开窗上颌窦底提升术过程及术后当日 CBCT

A. 翻瓣暴露上颌窦侧壁;B. 球钻开窗;C. 摘除骨块;D. 剥离上颌窦底黏骨膜;E. 确认上颌窦底黏膜完整性;F. 预备种植窝洞;G. 植入种植体;H. 植入骨增量材料;I. 胶原生物膜覆盖开窗口;J. 种植体植入后殆面观;K. 缝合手术创口;L. 术后当日 CBCT 矢状位示 25、26 种植体;M. 术后当日 CBCT 冠状位示 26 种植体。

     7 个月后复查,CBCT 示上颌窦底植骨区域骨质愈合良好,常规取模转移,完成最终修复（图 4-2-8）。

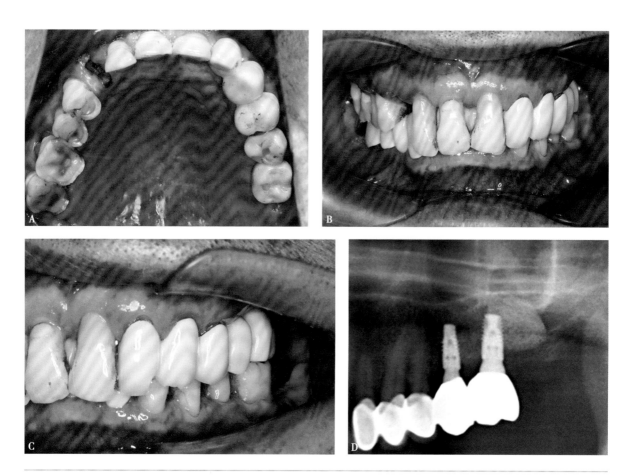

图 4-2-8 修复后口内照及影像学检查

A. 修复后口内照殆面观;B. 修复后口内照正面观;C. 修复后口内照左侧面观;D. 全口牙位曲面体层片（局部）示 26、27 修复完成。

讨论：由于该病例初诊检查时 CBCT 示上颌窦黏膜重度增厚，直接行侧壁开窗上颌窦底提升术，黏膜可能进一步反应性增厚，堵塞上颌窦开口，从而产生上颌窦炎，进而导致手术失败。因此，我们建议患者先去耳鼻咽喉科就诊。复诊时，患者的慢性上颌窦炎得到了控制，上颌窦黏膜转为中度增厚。

对于黏膜中度增厚的病例，侧壁开窗及剥离时黏骨膜穿孔风险较高。侧壁开窗可以使用超声骨刀或金刚砂球钻，其中，超声骨刀能更好地保持黏膜的完整性。术中要特别注意剥离上颌窦黏骨膜时应手法轻柔，对于黏骨膜粘连的部位，应使用骨膜剥离子紧贴骨面缓慢楔入，并保持轻柔剥离，整体抬高上颌窦黏骨膜。该例中度增厚的上颌窦黏骨膜，色泽较健康者要深，剥离时手感较为"沉重"，没有明显的随呼吸运动起伏的"轻盈感"。

如剥离过程中发现黏骨膜穿孔，应仔细观察判断黏骨膜穿孔程度。如仅为骨膜层破裂，可以使用可吸收性胶原屏障膜修补破口，继续完成手术；如黏骨膜全层穿孔，则应先用生理盐水反复冲洗上颌窦腔，减少炎性分泌物导致术区感染的可能，再使用胶原膜修补破口，完成手术；如穿孔大于 10mm，则应放弃手术，待 3 个月愈合期后，再行二次侧壁开窗上颌窦底提升术；如术中发现上颌窦黏骨膜穿孔且上颌窦内有脓性分泌物外溢，则应放弃手术，待 3 个月后穿孔愈合，上颌窦炎症控制后，再行二次侧壁开窗上颌窦底提升术。

需要注意的是，上颌窦黏膜中度增厚时，上颌窦底提升术的风险相对提高，术前应向患者如实告知存在的风险和可能发生的并发症，特别是手术失败的后续治疗方案，确认患者知情同意后，再行手术。

第三节　上颌窦黏膜重度增厚的上颌窦底提升术

CBCT 中上颌窦黏膜厚度>10mm 时，为黏膜重度增厚；当黏膜增厚充满整个窦腔时，则称为充满型增厚。当同侧上颌后牙区有明确的病灶牙时，考虑有牙源性上颌窦炎的可能。此时，应先治疗或拔除病灶牙，并在治疗完成后拍摄 CBCT，观察上颌窦炎症的控制情况及窦底骨质的修复情况。如此时牙源性上颌窦炎已经得到控制，影像学检查示上颌窦黏膜转为正常或轻中度增厚，且窦口鼻道复合体通畅，则可以常规行上颌窦底提升术。

但也有部分患者的上颌窦炎是非牙源性的，如过敏性或真菌性上颌窦炎。此时需要请耳鼻咽喉科医师会诊治疗，待上颌窦炎治愈或控制后，黏膜恢复健康或轻度增厚的状态，再考虑施行上颌窦底提升术。对于一些不愿意治疗鼻窦炎，或鼻窦炎治疗效果不佳的患者，我们也可以根据患者的剩余骨量，通过设计倾斜植入或使用短种植体的方式，完成上颌后牙牙列缺损的种植修复治疗（详见第七章）。

病例：上颌窦黏膜重度增厚的经牙槽嵴顶上颌窦底提升术

患者，女性，24 岁。右侧上颌后牙根尖周炎致右侧上颌窦炎，且黏膜重度增厚。患牙无法行根管治疗保留，遂拔除。3 个月后复查，CBCT 示右侧上颌窦炎消失，增厚的黏膜恢复正常，破坏的窦底骨质愈合。遂行经牙槽嵴顶上颌窦底提升术并同期植入种植体,最终修复效果良好。

主诉:右侧上颌后牙反复疼痛1周。

现病史:患者1周来自觉右侧上颌后牙反复疼痛,冷、热刺激加重。

临床检查:16𬌗面及远中大面积充填物,叩痛(±),无明显松动,牙髓活力电测验阴性。口腔卫生状况尚可,牙龈无明显红肿,牙周探诊深度为2～3mm。

影像学检查:检查示16根尖周低密度影。

临床诊断:16慢性根尖周炎。

治疗计划:建议患者于牙体牙髓科行16根管治疗后酌情修复,必要时拔除后种植修复。

临床操作:16开髓并扩通根管,发现根管下端钙化不通,CBCT检查后发现16根尖周区大面积低密度影,上颌窦底破坏,告知患者根管治疗预后不佳,建议拔除患牙,患者同意(图4-3-1)。

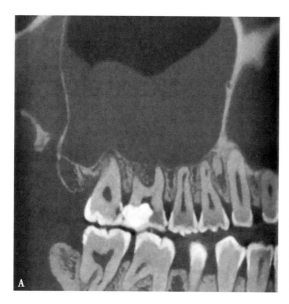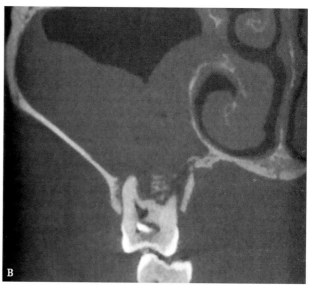

图4-3-1 拔牙前右侧上颌窦的CBCT

A. CBCT矢状位示上颌窦黏膜重度增厚约20mm;B. CBCT冠状位示上颌窦底部分骨壁缺如,16腭根根尖周骨质破坏明显。

与患者充分沟通可行的治疗方案及风险,告知患者目前存在牙源性上颌窦炎可能,拔除16病灶牙3个月后复查,设计种植修复缺失牙的方案。患者同意并接受该治疗方案。医师小心拔除16,用刮匙清理拔牙窝内肉芽组织,发现16腭根拔牙窝与上颌窦穿通,遂填塞可吸收止血材料以封闭穿孔处。

3个月后该患者复查,临床检查见16拔牙创软组织愈合良好。CBCT检查示重度增厚的上颌窦黏膜已经完全恢复正常,窦底骨质修复良好,窦底骨高度约5.5mm(图4-3-2)。

局麻下,16牙槽嵴顶切开翻瓣,逐级预备窝洞至上颌窦底约1mm处,使用配套上颌窦底提升骨凿提升上颌窦底,将骨增量材料分次少量地从种植窝洞轻敲植入于上颌窦底处,接着植入1颗4.8mm×8.0mm骨水平种植体,放置愈合基台,严密缝合手术创口。术后CBCT检查示上颌窦底提升约3mm,上颌窦黏骨膜完整(图4-3-3)。

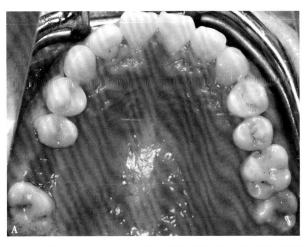

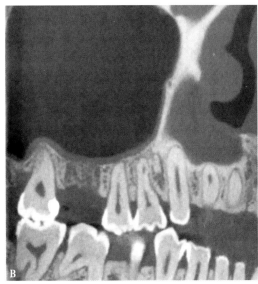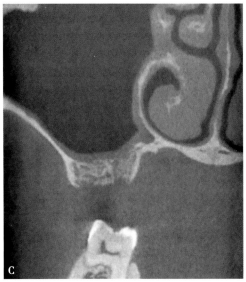

图 4-3-2　患者拔牙后 3 个月 CBCT

A. 16 缺牙区口内照；B. CBCT 矢状位示 16 缺牙区；C. CBCT 冠状位示 16 缺牙区。

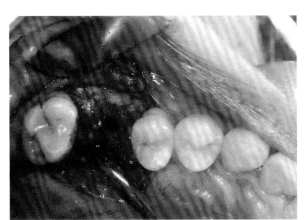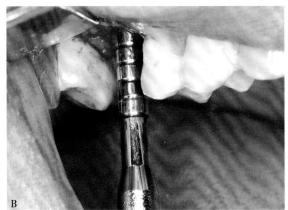

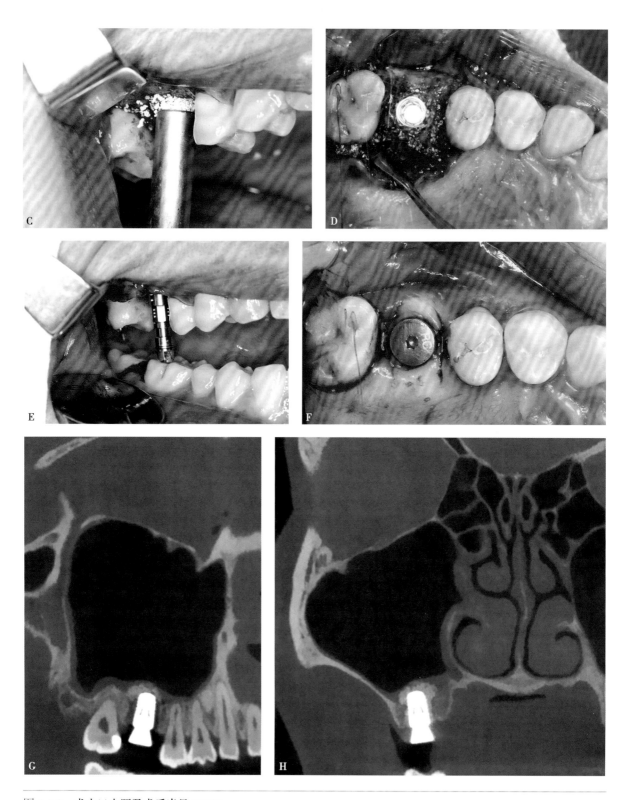

图 4-3-3　术中口内照及术后当日 CBCT

A. 预备种植窝洞；B. 使用上颌窦底提升骨凿提升窦底；C. 植入骨增量材料；D. 植入种植体；E. 检查种植体轴向；F. 就位愈合基台及缝合；G. 术后当日 CBCT 矢状位示 16 种植体；H. 术后当日 CBCT 冠状位示 16 种植体。

6个月后检查见种植术区软硬组织愈合良好,遂取模转移常规修复。修复戴牙后,影像学检查示种植体周骨结合良好,上颌窦底提升区域骨增量材料在位,可见部分新生骨质(图4-3-4)。

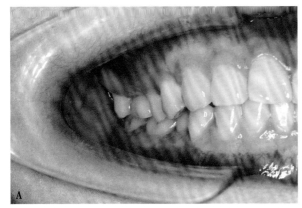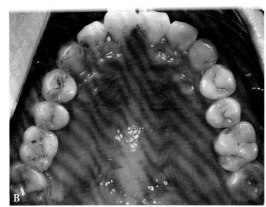

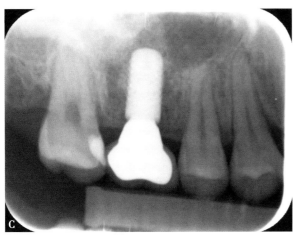

图4-3-4　16完成修复后

A. 口内右侧面观;B. 口内骀面观;C. 16修复完成后影像学表现。

讨论:在该病例中,16根尖周炎症表现明显,窦底骨板已破坏,穿通至上颌窦。文献报道表明,上颌后牙根尖周病变距离上颌窦底距离小于2mm时,容易引起黏膜的炎症反应,导致黏膜增厚。因此,该病例为典型的牙源性上颌窦炎引起黏膜重度增厚。在拔除病灶牙3个月后,窦底骨质修复良好,CBCT中上颌窦底黏膜影像恢复正常。需要注意的是,此时上颌窦黏膜与窦底骨质间可能存在粘连。如在经牙槽嵴顶上颌窦底提升术中发现黏骨膜穿孔,则应及时改行侧壁开窗上颌窦底提升术。

本病例选择在3个月后复查,主要是考虑拔牙窝的骨质愈合时间。目前尚未见文献报道增厚的上颌窦黏膜在去除病灶牙后,需要多长时间恢复。牙源性上颌窦炎所导致的黏膜增厚,在治疗或拔除病灶牙后,并不一定能完全缓解。如慢性牙周炎患者,即使拔除了松动的患牙,并接受了系统的牙周基础治疗,也仍有可能有上颌窦黏膜炎症性增厚。如黏膜为轻度或中度增厚,可按照本章前两节提出的方法进行上颌窦底提升。如去除牙源性因素后,上颌窦黏膜重度增厚仍未明显缓解,则应转耳鼻咽喉科治疗,再考虑行上颌窦底提升术。

（杨子楠　褚洪星　容明灯）

1. AMID R, KADKHODAZADEH M, MOSCOWCHI A, et al.Effect of Schneiderian membrane thickening on the maxillary sinus augmentation and implantation outcomes: a systematic review.J Maxillofac Oral Surg, 2021, 20（4）: 534-544.

2. LIM H C, NAM J Y, CHA J K, et al.Retrospective analysis of sinus membrane thickening: profile, causal factors, and its influence on complications.Implant Dent, 2017, 26（6）: 868-874.

3. TESTORI T, WEINSTEIN T, TASCHIERI S, et al.Risk factors in lateral window sinus elevation surgery.Periodontol 2000, 2019, 81（1）: 91-123.

4. JENSEN O T, SHULMAN L B, BLOCK M S, et al.Report of the sinus consensus conference of 1996.Int J Oral Maxillofac Implants, 1998, 13（Suppl）: 11-45.

5. PJETURSSON B E, RAST C, BRÄGGER U, et al.Maxillary sinus floor elevation using the （transalveolar）osteotome technique with or without grafting material.Part Ⅰ: implant survival and patients' perception.Clin Oral Implants Res, 2009, 20（7）: 667-676.

6. NIZAM N, GÜRLEK Ö, KAVAL M E.Extra-short implants with osteotome sinus floor elevation: a prospective clinical study.Int J Oral Maxillofac Implants, 2020, 35（2）: 415-422.

7. QUIRYNEN M, LEFEVER D, HELLINGS P, et al.Transient swelling of the Schneiderian membrane after transversal sinus augmentation: a pilot study.Clin Oral Implants Res, 2014, 25（1）: 36-41.

8. KIM J S, CHOI S M, YOON J H, et al.What affects postoperative sinusitis and implant failure after dental implant: a meta-analysis.Otolaryngol Head Neck Surg, 2019, 160（6）: 974-984.

9. BORNSTEIN M M, WASMER J, SENDI P, et al.Characteristics and dimensions of the Schneiderian membrane and apical bone in maxillary molars referred for apical surgery: a comparative radiographic analysis using limited cone beam computed tomography.J Endod, 2012, 38（1）: 51-57.

10. BLOCK M S, DASTOURY K.Prevalence of sinus membrane thickening and association with unhealthy teeth: a retrospective review of 831 consecutive patients with 1,662 cone-beam scans.J Oral Maxillofac Surg, 2014, 72（12）: 2454-2460.

第五章　伴上颌窦囊肿的上颌窦底提升术

上颌窦囊肿是上颌窦底提升中常常会碰到的一类病变。对于较小的囊肿，我们可以直接按常规方法行窦底提升，并不会增加黏骨膜破裂或术后上颌窦炎的风险。对于较大的囊肿，首先，囊腔内液压升高导致囊壁一般较薄，容易在剥离的过程中发生破裂；其次，较大的囊肿提升后，可能堵塞上颌窦开口，影响窦口鼻道复合体的引流功能，增加术后出现上颌窦感染风险。因此，有必要对较大的上颌窦囊肿进行处理。

不同位置、不同大小的上颌窦囊肿，最佳处理方法也有所不同，在手术过程中有很多注意事项。本章我们将结合一些典型病例，进一步讨论伴上颌窦囊肿的上颌窦底提升术的适应证与手术操作技巧。

第一节　保留上颌窦囊肿的经牙槽嵴顶上颌窦底提升术

上颌窦底或侧壁的小的上颌窦囊肿，一般不影响经牙槽嵴顶上颌窦底提升术。有学者认为，"对周围组织无破坏，囊肿与预计植入位点上颌窦底黏膜间存在间隙，囊肿与上颌窦黏膜连接的地方并非植入位点区，对经牙槽嵴顶上颌窦底提升术的操作无明显阻碍时，可直接进行经牙槽嵴顶上颌窦底提升术并植入种植体"。笔者认为，由于囊肿的大小与形态各异，并不总是能从影像学检查中观察到囊肿与上颌窦黏膜的连接处，而小囊肿直接行经牙槽嵴顶上颌窦底提升术并不会增加黏骨膜破裂的风险，所以笔者团队一般将上颌窦黏膜提升高度控制在 4mm 内。

病例：保留上颌窦囊肿的经牙槽嵴顶上颌窦底提升术

患者，男性，51 岁。1 年前，左侧上颌后牙因大面积龋坏无法保留而拔除。现因缺牙影响咀嚼就诊，要求种植修复缺失牙。术前 CBCT 检查发现在拟行经牙槽嵴顶上颌窦底提升术位置上有一较小的上颌窦囊肿，周围骨质无明显破坏。向患者详细告知保留该上颌窦囊肿的风险后，患者选择直接行经牙槽嵴顶上颌窦底提升术。

主诉：左侧上颌后牙缺失 1 年余。

现病史：1 年前，患者左侧上颌后牙因大面积龋坏而拔除，现自觉缺牙影响咀嚼和进食。

临床检查：口腔卫生状况较差，牙龈轻微红肿，探诊深度为 3～6mm，26、27 缺失，附着丧失为1～3mm，咬合关系基本正常。

影像学检查:CBCT 检查示 26 种植位点骨量充足,27 种植位点的近中为上颌窦底斜坡,同时可见上颌窦囊肿约 14mm×10mm×6mm,位于上颌窦底与颊侧壁交界处。

临床诊断:上颌牙列缺损,慢性牙周炎(Ⅱ期,局限型,A 级)。

治疗计划:①完善的牙周基础治疗;②左侧经牙槽嵴顶上颌窦底提升术,同期行 26、27 种植体同期植入术,术中保留上颌窦囊肿(图 5-1-1)。

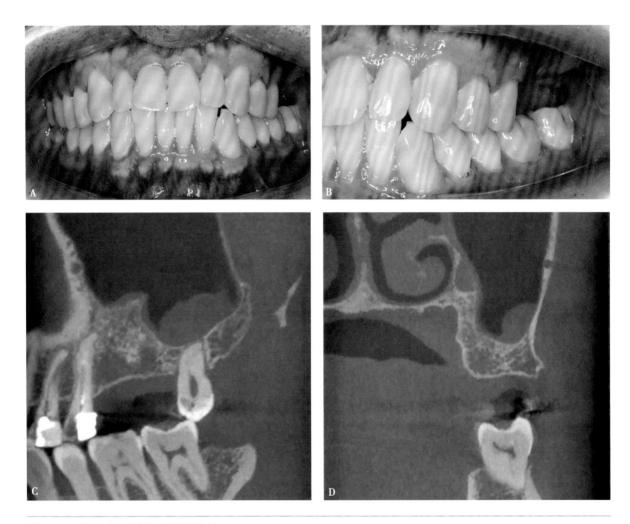

图 5-1-1　术前口内情况及影像学检查
A. 术前口内正面观;B. 术前口内左侧面观;C. CBCT 矢状位示 26、27 缺牙区;D. CBCT 冠状位示 26、27 缺牙区。

临床操作:局部浸润麻醉下,沿牙槽嵴顶正中切开黏膜,全层翻开黏骨膜瓣暴露 26、27 区牙槽嵴顶。球钻定位,逐级预备,用直径 3.0mm 金刚砂球钻小心去除窦底骨质,保留窦底下方约 1mm 骨质,继而用上颌窦底提升骨凿凿破上颌窦底壁,分次轻柔地植入约 0.1g 骨增量材料。26 区植入 1 颗 5.0mm×9.5mm 种植体,27 区植入 1 颗 5.0mm×7.5mm 种植体,26 种植体放置愈合基台,27 种植体放置覆盖螺丝,严密缝合手术创口(图 5-1-2)。

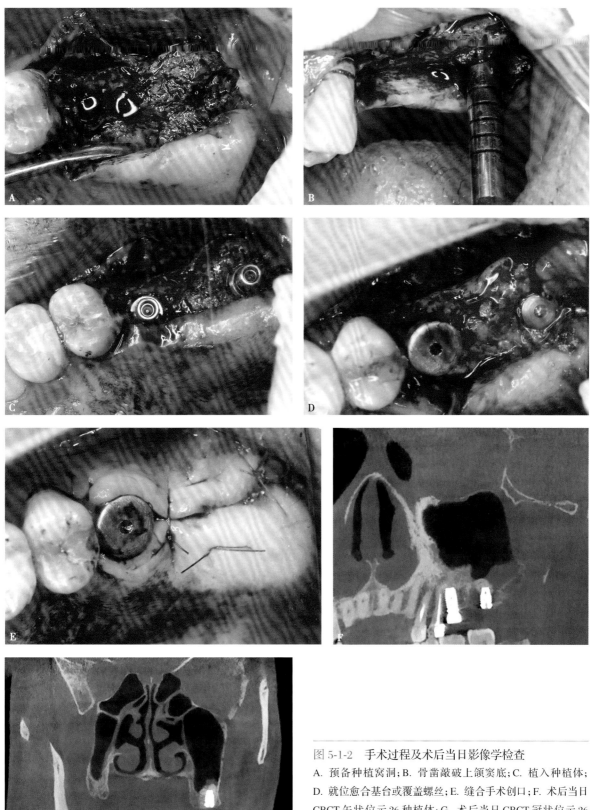

图 5-1-2　手术过程及术后当日影像学检查

A. 预备种植窝洞；B. 骨凿敲破上颌窦底；C. 植入种植体；
D. 就位愈合基台或覆盖螺丝；E. 缝合手术创口；F. 术后当日
CBCT 矢状位示 26 种植体；G. 术后当日 CBCT 冠状位示 26
种植体。

6个月后复查,CBCT示种植体骨结合未见明显异常,上颌窦底植入骨增量材料在位,部分成骨。原上颌窦囊肿体积形态无明显变化。二期手术时暴露种植体,软组织愈合后行种植冠修复(图5-1-3)。

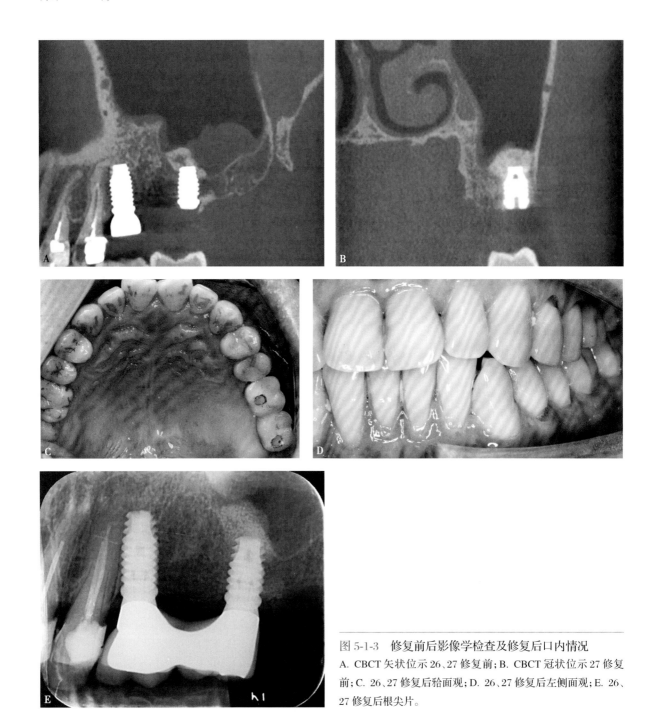

图5-1-3 修复前后影像学检查及修复后口内情况
A. CBCT矢状位示26、27修复前;B. CBCT冠状位示27修复前;C. 26、27修复后骀面观;D. 26、27修复后左侧面观;E. 26、27修复后根尖片。

讨论:笔者团队认为,经牙槽嵴顶上颌窦底提升术时,术区的上颌窦囊肿并不影响手术的施行。但应当注意控制窦底提升的高度不超过4mm,尽量避免黏骨膜的破裂。由于上颌窦囊肿增加了相应黏骨膜区域的压力,经牙槽嵴顶上颌窦底提升术时不容易完全提起黏骨膜,因此,本病例中术后即刻及术后 6 个月 CBCT 示邻近囊肿的植骨区域骨增量材料外观并不是光滑的半圆形,而呈现出被囊肿压迫的切迹。术前设计手术方案时,医师应该考虑到这个问题。

如术中发现淡黄色清亮液体流出,则可能是囊肿破裂,囊液溢出。对于正常上颌窦黏膜,一般经牙槽嵴顶上颌窦底提升术时发生的是黏骨膜全层穿孔,种植窝洞直接与上颌窦腔穿通,容易通过捏鼻鼓气法发现穿孔。而对于存在上颌窦囊肿的情况,可能仅发生上颌窦黏膜的骨膜层穿孔,囊液溢出,而上颌窦黏骨膜的黏膜层并未穿孔,此时无法通过捏鼻鼓气法发现穿孔,往往是术后影像学检查中发现植入的骨增量材料进入了上颌窦黏膜与骨膜之间的结缔组织层,呈不规则形态,而不是正常植骨后形成的半圆形,从而发现上颌窦黏骨膜的骨膜层的部分穿孔。

无论是术中还是术后,骨膜层或上颌窦黏骨膜全层穿孔,均应转行侧壁开窗上颌窦底提升术,修补黏骨膜穿孔后再行植骨手术。

第二节　保留上颌窦囊肿的侧壁开窗上颌窦底提升术

对于预计窦底提升高度超过 4mm 的病例,我们施行保留上颌窦囊肿的侧壁开窗上颌窦底提升术。如果上颌窦囊肿较小,预计提升后没有堵塞上颌窦开口的风险,则直接施行侧壁开窗上颌窦底提升术,术中小心剥离上颌窦黏骨膜,并不会增加黏骨膜穿孔的风险。如黏骨膜意外破裂且位于囊肿位置,则直接同期摘除囊肿,修补黏骨膜穿孔。目前也有观点认为,即使囊肿体积较大,也可以通过穿刺抽吸缩小囊肿体积,再剥离抬高上颌窦黏骨膜。

病例:保留上颌窦囊肿的侧壁开窗上颌窦底提升术

患者,男性,40 岁。3 年前,左侧上颌后牙因无法保留而拔除,具体拔牙病史不详。因缺牙影响咀嚼就诊,要求种植修复缺失牙。术前 CBCT 检查发现左侧上颌窦后外壁有一上颌窦囊肿。告知患者病情、可能的风险及预后,患者选择保留囊肿直接行侧壁开窗上颌窦底提升术。

主诉:左侧上颌后牙缺失 3 年余。

现病史:患者 3 年前拔除左侧上颌后牙,现自觉缺牙影响咀嚼和进食。

临床检查:17、26、27 缺失,口腔卫生状况较差,牙龈轻微红肿,牙周探诊深度为 3～6mm,附着丧失为 1～3mm,咬合关系基本正常。

影像学检查:CBCT 检查示上颌窦底剩余骨高度约 2mm,26、27 种植位点区域的上颌窦后外壁见一大小约 7mm×5mm×5mm 的囊肿。

临床诊断:牙列缺损,慢性牙周炎(Ⅱ期,广泛型,A 级)。

治疗计划:①完善的牙周基础治疗;②左侧侧壁开窗上颌窦底提升术,同期行 26、27 种植体植入术,术中保留左侧上颌窦囊肿(图 5-2-1)。

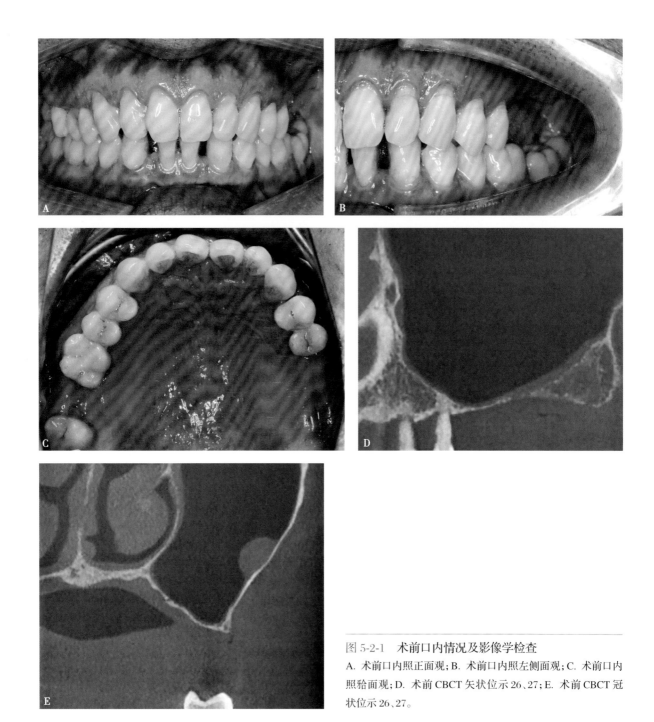

图 5-2-1　术前口内情况及影像学检查

A. 术前口内照正面观；B. 术前口内照左侧面观；C. 术前口内照𬌗面观；D. 术前 CBCT 矢状位示 26、27；E. 术前 CBCT 冠状位示 26、27。

　　临床操作：局部浸润麻醉下，于 25 颊侧近中做垂直切口，全层翻开黏骨膜瓣，暴露左侧上颌窦后外壁，3.0mm 金刚砂球钻磨除部分骨壁形成骨窗，小心摘除骨块暴露上颌窦黏膜。小心剥离上颌窦底黏膜至预定高度，放置可吸收性明胶海绵保护上颌窦黏膜。于牙槽嵴顶 26、27 位置，预备种植体植入窝洞。上颌窦底放入适量骨增量材料，轻轻压实，于 26 位点植入 1 颗 4.1mm×10.0mm 软组织水平种植体，于 27 位点植入 1 颗 4.8mm×10.0mm 软组织水平种植体。开窗口填入骨增量材料并覆盖可吸收性胶原屏障膜，严密关闭手术创口（图 5-2-2）。

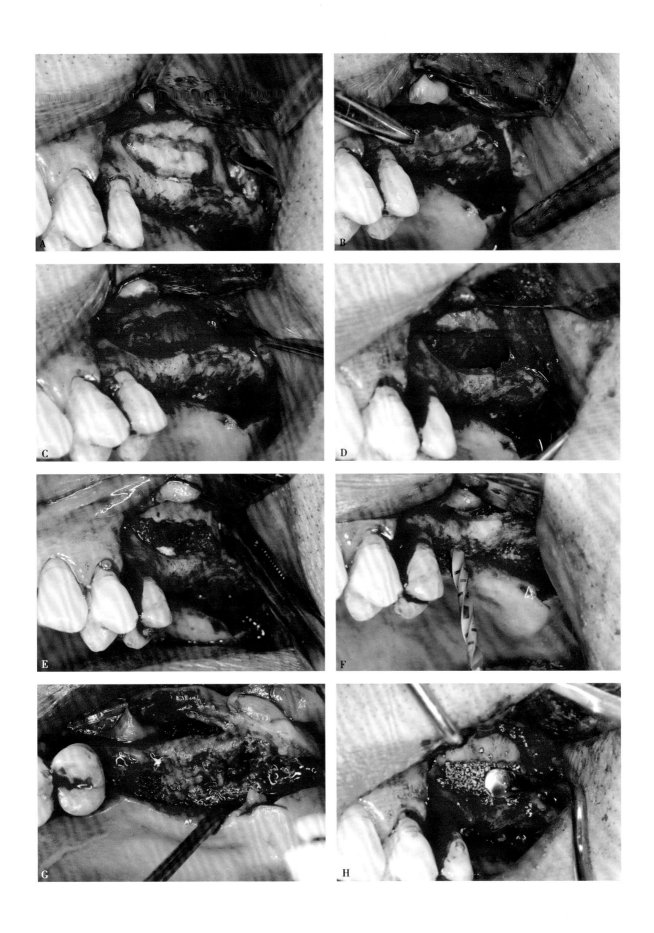

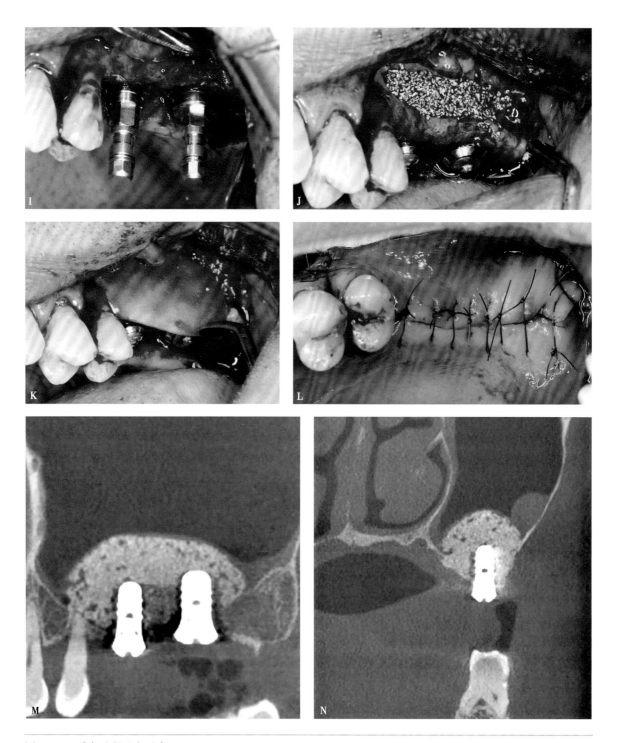

图 5-2-2　手术过程及术后当日 CBCT

A. 球钻制备骨窗；B. 摘除骨块；C. 暴露上颌窦黏骨膜；D. 剥离上颌窦黏骨膜；E. 可吸收性明胶海绵保护窦底黏骨膜；F. 预备种植窝洞；G. 窝洞预备完成；H. 植入骨增量材料；I. 植入种植体；J. 就位覆盖螺丝；K. 开窗口覆盖可吸收性胶原屏障膜；L. 缝合手术创口；M. 术后当日 CBCT 矢状位；N. 术后当日 CBCT 冠状位示 27 种植体。

　　7 个月后复查，CBCT 示上颌窦底植骨区域骨增量材料在位，其间可见大部分新生骨质。上颌窦囊肿的位置与形态与术前情况基本相同。遂行二期手术暴露种植体，软组织愈合后行种植冠修复（图 5-2-3）。

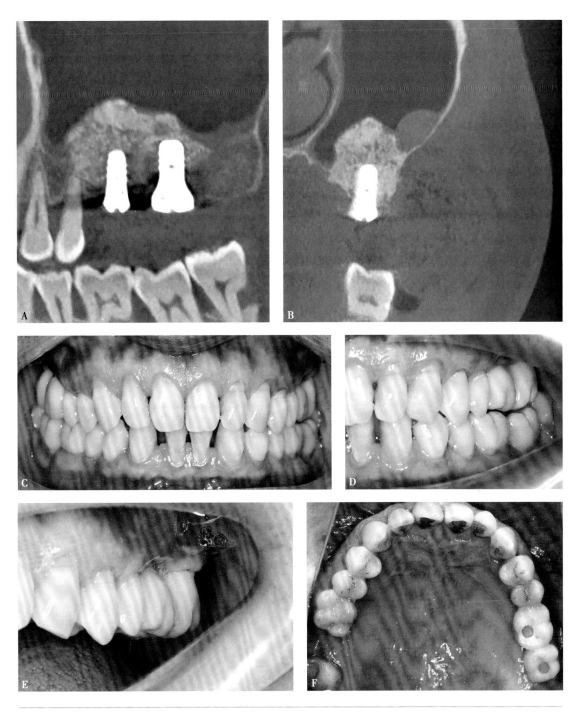

图 5-2-3　修复前影像学检查及修复后口内情况

A. 修复前 CBCT 矢状位示 26、27 种植体；B. 修复前 CBCT 冠状位示 27 种植体；C. 修复后口内正面观；D. 修复后口内左侧面观；E. 修复后口内 26、27 左侧面观；F. 修复后口内𬌗面观。

讨论：笔者团队认为，对于较小的上颌窦囊肿（小于窦底至上颌窦开口一半的高度），可以直接行侧壁开窗上颌窦底提升术，无须处理囊肿，但剥离上颌窦黏膜时应当十分小心，动作轻柔，因为此时发生黏骨膜穿孔的风险相对较高。如术中发现黏骨膜穿孔，可能会有清亮液体流出，此时可以改行囊肿的穿刺抽吸减压术或囊肿摘除术。使用可吸收性胶原屏障膜修补穿孔位置，然后继续完成上颌窦底提升术的操作。

需要注意的是，虽然我们认为保留小的上颌窦囊肿并不影响上颌窦底提升术的植骨效果，但是由于囊肿内存在液压，部分患者在二期CBCT复查时，囊肿压迫的植骨区域可能形成明显的切迹，可发生较明显的骨增量材料吸收现象。因此，在制订手术计划的时候，应该考虑到保留上颌窦囊肿可能导致植骨区域压迫吸收的问题。

病例：上颌窦囊肿穿刺抽吸减压术 + 侧壁开窗上颌窦底提升术

患者，女性，66岁。半年前，左侧上颌后牙因无法保留而拔除，具体拔牙病史不详。现因缺牙影响咀嚼就诊，要求种植修复缺失牙。术前CBCT检查发现左侧上颌窦有一囊肿。告知患者病情及可能的风险及预后，拟行左侧上颌窦囊肿穿刺抽吸减压术，同期行侧壁开窗上颌窦底提升术。

主诉：左侧上颌后牙缺失半年余。

现病史：半年前，患者左侧上颌后牙因无法保留而拔除，具体不详。现因缺牙影响咀嚼。

临床检查：口腔卫生状况尚可，牙龈无明显红肿，牙周探诊深度为2～3mm，25、26缺失，咬合关系基本正常。

影像学检查：CBCT检查示25、26缺牙区上颌窦底骨高度约2.5～3.0mm，上颌窦内见一大小约25mm×25mm×20mm的类圆形低密度影像，考虑为左侧上颌窦囊肿（图5-2-4）。

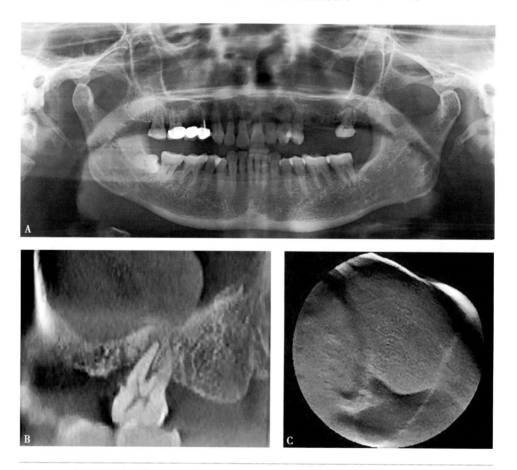

图5-2-4 术前影像学检查
A. 全口牙位曲面体层片；B. CBCT矢状位；C. CBCT轴位。

临床诊断：上颌牙列缺损。

治疗计划：拟先行左侧侧壁开窗上颌窦底提升术，同期行保留上颌窦囊肿的穿刺抽吸减压术。待骨愈合后，再设计种植修复方案。

临床操作：局部浸润麻醉下，于24颊侧近中行垂直切口，翻开黏骨膜瓣暴露左侧上颌窦后外壁。3mm金刚砂球钻开窗形成骨窗，小心摘除骨块暴露上颌窦黏膜，见上颌窦黏膜呈淡蓝色。使用5mL穿刺针穿刺囊肿，抽出淡黄色囊液约1.5mL。小心剥离上颌窦黏膜并抬升至适当高度后，植入骨增量材料0.75g，使用可吸收性胶原屏障膜覆盖开窗口，严密缝合关闭手术创口。术后CBCT检查见上颌窦底骨增量材料在位，未散落进入上颌窦腔内，上颌窦囊肿影像明显缩小（图5-2-5）。

6个月后复查，全口牙位曲面体层片示上颌窦植骨区域骨增量材料在位，可见新生骨质形成。遂行25、26种植体植入术，植入2颗4.1mm×10.0mm软组织水平种植体（图5-2-6）。

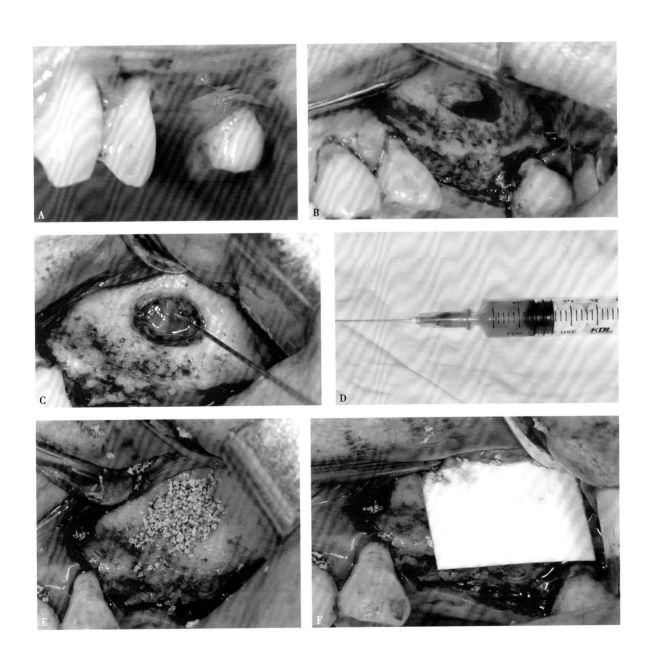

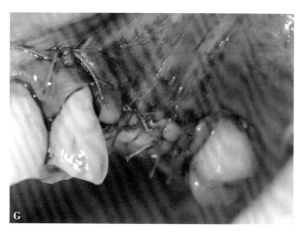
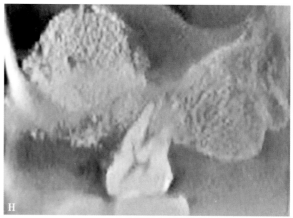

图 5-2-5　手术过程及术后当日影像学检查

A. 术区左侧面观；B. 左侧上颌窦侧壁开窗；C. 穿刺抽吸囊液；D. 穿刺抽出的淡黄色清亮囊液；E. 植入骨增量材料；F. 开窗口覆盖可吸收性胶原屏障膜；G. 缝合手术创口；H. 术后当日 CBCT 矢状位示左侧上颌窦。

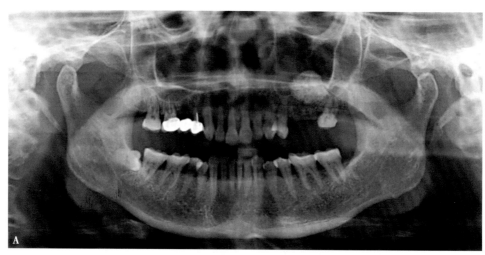
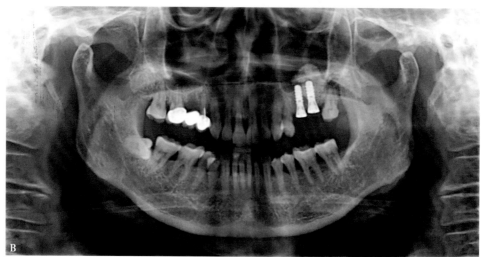

图 5-2-6　上颌窦底提升术及种植体植入术后影像学表现

A. 上颌窦底提升术愈合后全口牙位曲面体层片示 25、26；B. 种植体植入后当日全口牙位曲面体层片。

种植体植入后 6 个月，影像学检查示 25、26 种植体骨结合良好，未见囊肿复发，骨增量材料在位，为部分新骨所替代，行 25、26 种植冠修复（图 5-2-7）。

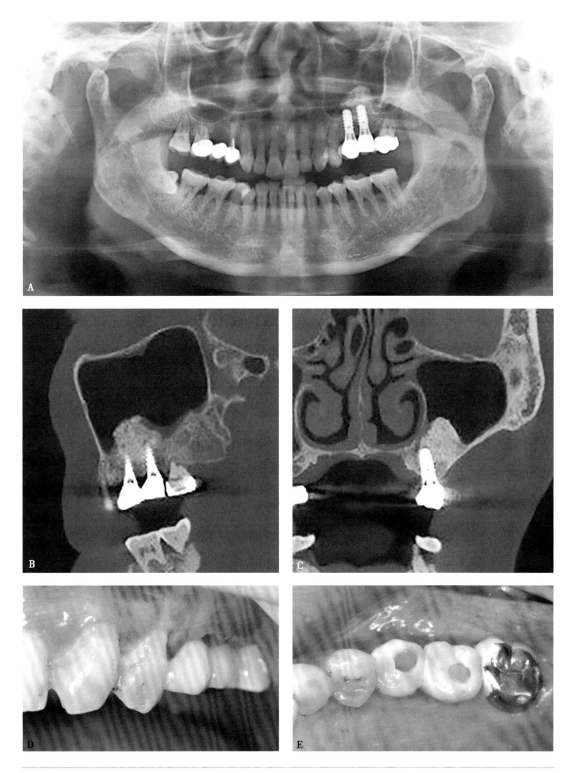

图 5-2-7　种植修复完成后影像学检查及口内情况

A. 种植修复完成后全口牙位曲面体层片；B. 种植修复完成后 CBCT 矢状位；C. 种植修复完成后 CBCT 冠状位示 26；
D. 种植修复完成后 25、26 左侧面观；E. 种植修复完成后 25、26 𬌗面观。

讨论：当上颌窦囊肿较大时，摘除囊肿或穿刺抽吸囊液都是可行的处理方法。

摘除囊肿相对彻底，可有效地降低上颌窦囊肿的术后复发率，但可能造成较大的黏骨膜穿孔，给后续的植骨造成困难。

穿刺抽吸囊液后，上颌窦囊肿内液体压力得到释放，降低了剥离上颌窦黏膜时发生穿孔的风险，有利于后续的植骨操作；同时，也可以帮助明确囊肿的性质，明确治疗方案。如抽出清亮液体，则基本可以认为是潴留囊肿；如抽出脓液，则考虑囊肿合并感染，此时应使用大量生理盐水冲洗，可同时使用庆大霉素注射液冲洗。对于存在脓液的囊肿，应考虑单纯植骨或先不植骨，待创口愈合后再行二次开窗提升手术，避免植入物感染而导致种植失败。穿刺所造成的黏骨膜穿孔较小，可以不予修补或用可吸收性胶原屏障膜简单修补。但穿刺抽吸减压术保留了上颌窦囊肿，该囊肿的体积可能在术后重新增大，压迫植骨区域造成骨吸收。另外，不摘除上颌窦囊肿则无法进行病理学检查，不能明确病变性质。

因此，笔者团队认为，术前应与患者进行充分沟通，明确告知两种不同方法的利弊，在术前进行充分讨论及患者知情同意的基础上，共同确定具体的手术方案。

第三节　摘除上颌窦囊肿的侧壁开窗上颌窦底提升术

过去有观点认为，上颌窦囊肿摘除后，需要经过 3～6 个月的时间待黏膜愈合，再行上颌窦底提升术。近来则有不同观点认为，侧壁开窗摘除上颌窦囊肿后，可以同期修补黏骨膜穿孔并行上颌窦底提升术。与此同时，越来越多的临床研究发现，侧壁开窗上颌窦底提升术时黏骨膜穿孔并不影响手术的成功率与种植体的存留率，甚至与术者的临床经验也没有关系。综合上述研究结果，笔者团队在侧壁开窗摘除上颌窦囊肿后，一般会使用胶原膜修补黏骨膜穿孔，然后同期行上颌窦底提升术。

病例：摘除上颌窦囊肿的侧壁开窗上颌窦底提升术

患者，男性，39 岁。1 年前，右侧上颌后牙因大面积龋坏无法保留而拔除。现因缺牙影响咀嚼就诊，要求种植修复缺失牙。术前 CBCT 检查发现右侧上颌窦内见一大小约 30mm×20mm×20mm 的类圆形低密度影像，考虑为上颌窦囊肿。告知患者病情、可能的风险及预后，行右侧侧壁开窗上颌窦底提升术，同期行上颌窦囊肿摘除术，同期行 16 牙种植体植入术。

主诉：右侧上颌后牙缺失 1 年余。

现病史：1 年前，患者右侧上颌后牙因大面积龋坏而拔除，现自觉缺牙影响咀嚼和进食。

临床检查：口腔卫生状况尚可，牙龈无明显红肿，牙周探诊深度为 2～4mm。16 缺失，咬合关系基本正常。

影像学检查：CBCT 检查示 16 缺牙区上颌窦底骨高度约 3mm，上颌窦内见一约 30mm×20mm×20mm 的类圆形低密度影像，考虑为上颌窦囊肿（图 5-3-1）。

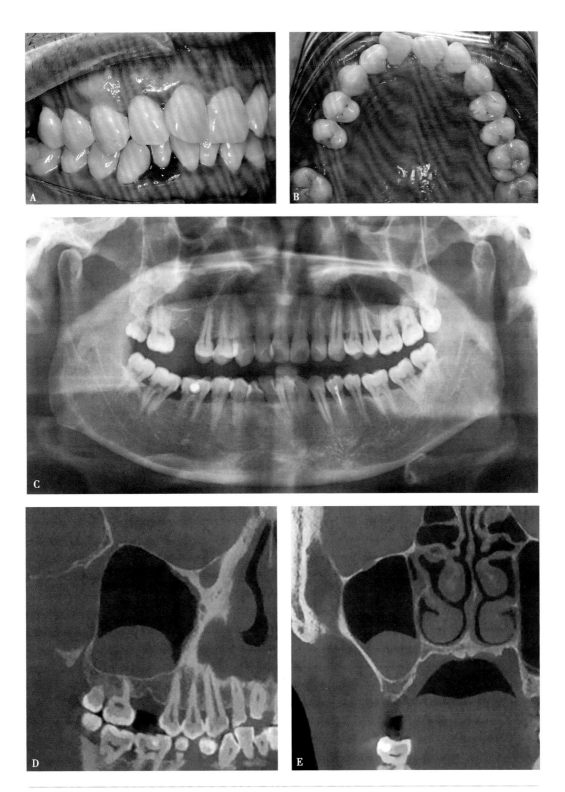

图 5-3-1　术前临床检查及影像学检查

A. 术前口内右侧面观；B. 术前口内殆面观；C. 术前全口牙位曲面体层片；D. CBCT 矢状位示 26 缺牙区；E. CBCT 冠状位示 26 缺牙区。

临床诊断：①上颌牙列缺损；②右侧上颌窦囊肿。

治疗计划：行右侧侧壁开窗上颌窦底提升术，同期行上颌窦囊肿摘除术，视情况决定是否同期行 16 种植体植入术。具体操作步骤如图 5-3-2 所示。

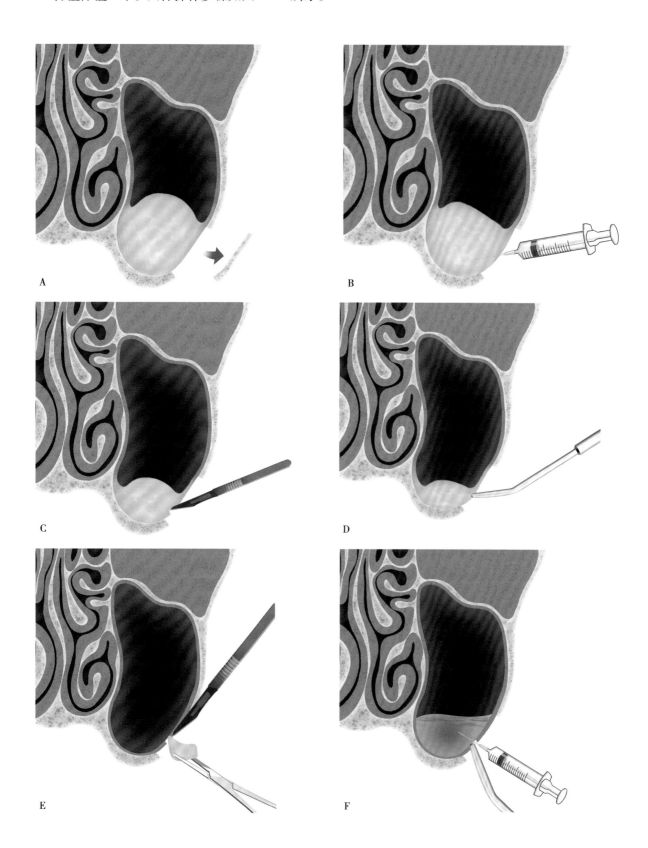

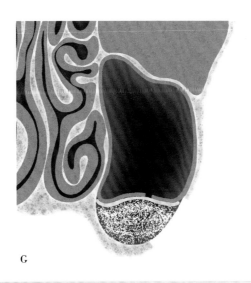

G

图 5-3-2　上颌窦囊肿摘除同期行上颌窦底提升术示意图

A. 侧壁开窗；B. 穿刺抽吸囊液；C. 切开上颌窦黏膜；D. 吸引器吸出囊壁；E. 切除囊壁；F. 生理盐水冲洗上颌窦腔；G. 完成侧壁开窗上颌窦底提升术。

　　临床操作：局部浸润麻醉下，于缺牙区近远中侧行梯形切口，翻开全厚黏骨瓣，暴露右侧上颌窦后外壁，3.0mm 金刚砂球钻开窗形成骨窗，小心摘除骨块，暴露上颌窦黏骨膜。在开窗口处上颌窦黏骨膜用尖刀做一小切口，可见清亮囊液溢出。吸引管于切口处吸引，可见囊液被吸出，囊壁也随之在切口处被吸出。待囊壁基本被吸出切口外后，切除囊壁送病理学检查，再小心剥离上颌窦底黏膜并抬升至合适高度。16 区域牙槽嵴顶逐级备洞，上颌窦底提升骨凿凿穿上颌窦底壁，然后大量生理盐水冲洗上颌窦腔。用大小为 25mm×15mm 的可吸收性胶原屏障膜修补摘除囊肿所遗留的黏骨膜穿孔处，然后在窦底植入骨增量材料 0.5g，植入 1 颗 4.1mm×10.0mm 的骨水平种植体。从上颌窦侧壁开窗口填入骨增量材料并轻轻压实，开窗口再覆盖大小为 25mm×15mm 的可吸收性胶原屏障膜一张，严密缝合关闭手术创口。术后 CBCT 示上颌窦底骨增量材料在位，未散落进入上颌窦腔内，窦腔内见积液平面（图 5-3-3）。术后病理报告诊断为上颌窦假性囊肿（图 5-3-4）。

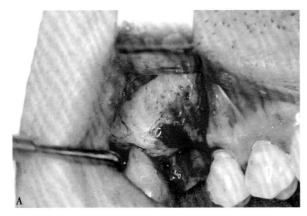
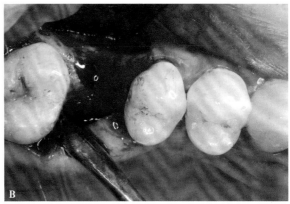

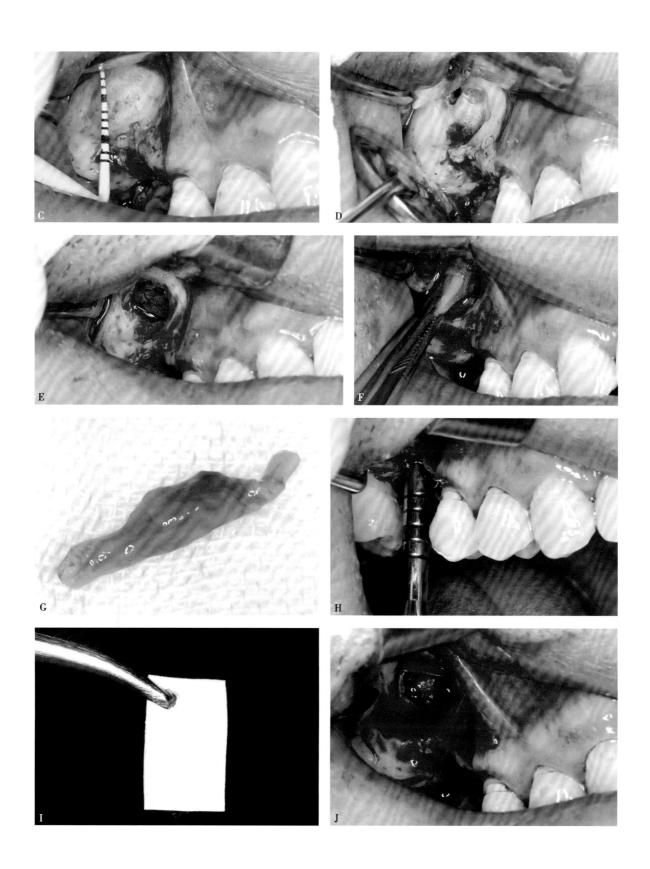

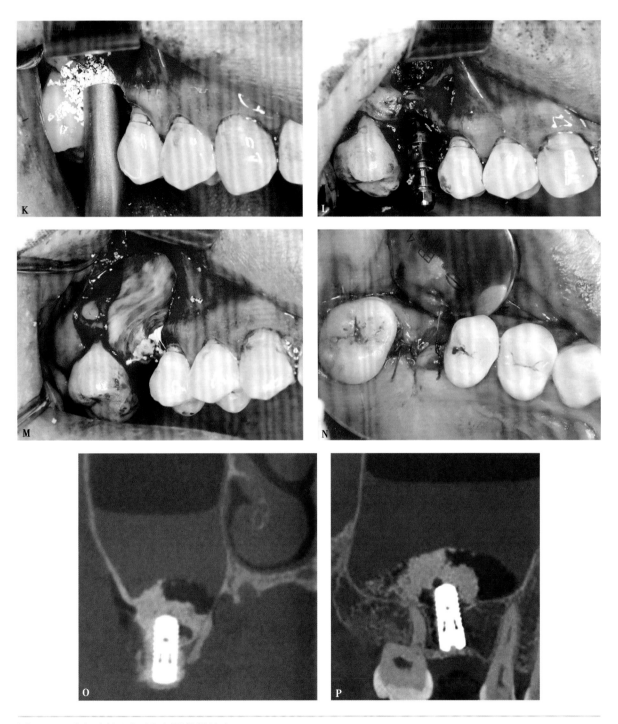

图 5-3-3　手术过程及术后即刻影像学检查

A. 翻瓣暴露上颌窦后外壁；B. 翻瓣暴露牙槽嵴顶；C. 测量确定侧壁开窗口；D. 磨除骨壁；E. 暴露上颌窦黏膜；F. 小心钳出囊壁；G. 摘除的囊壁；H. 使用骨凿预备窝洞；I. 准备胶原膜；J. 放置可吸收性胶原屏障膜于上颌窦黏膜下；K. 植入骨增量材料；L. 植入种植体；M. 开窗口覆盖胶原膜；N. 缝合手术创口；O. 术后当日 CBCT 冠状位；P. 术后当日 CBCT 矢状位。

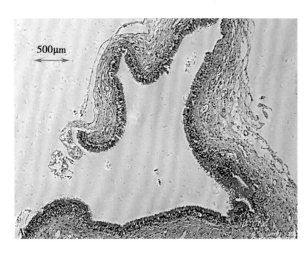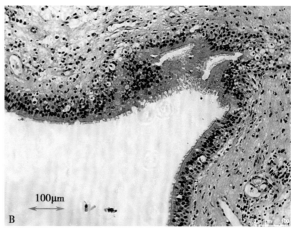

图 5-3-4 病理学检查示囊性物外附着有纤毛柱状上皮的上颌窦黏膜,未见衬里上皮结构
A. 标尺 500μm; B. 标尺 100μm。

6 个月后复查,CBCT 示上颌窦植骨区域骨增量材料在位,少许散落入黏膜下结缔组织层,上颌窦黏膜轻度增厚,植骨区域可见新生骨质形成。遂行二期手术暴露种植体,待软组织愈合后,行种植冠修复(图 5-3-5)。

讨论:该病例的上颌窦囊肿较大,在上颌窦底提升术中、术后均有破裂风险,可能导致囊液溢出,手术失败。囊肿位于上颌窦底部,易获得手术入路,可以在侧壁开窗时摘除该囊肿。手术摘除囊肿的优点在于,可以送病理学检查明确肿物性质。在该病例中摘除的囊肿行病理学检查,最终诊断为上颌窦潴留囊肿。

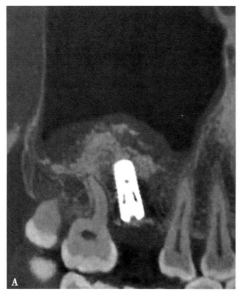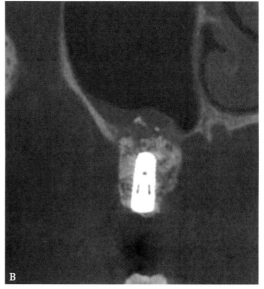

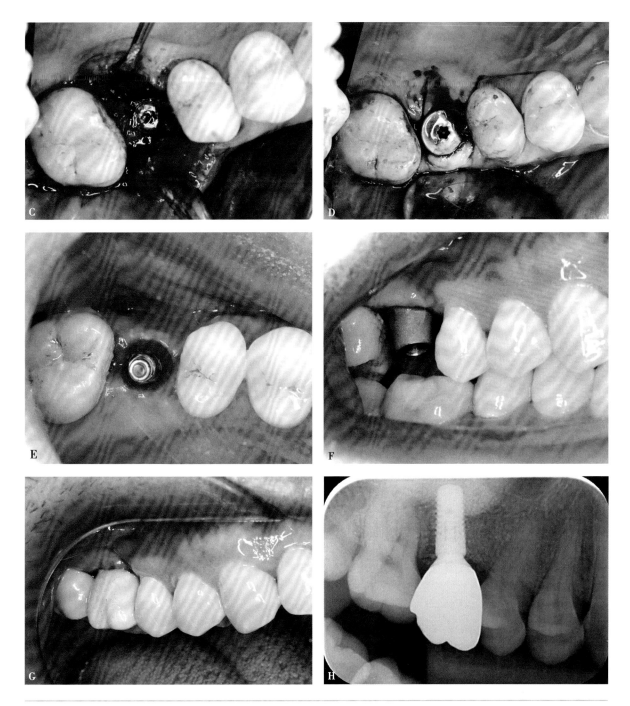

图 5-3-5　修复前后的影像学检查及修复后口内情况

A. 修复前 CBCT 矢状位；B. 修复前 CBCT 冠状位；C. 二期手术暴露种植体；D. 就位愈合基台；E. 修复时的牙龈袖口；F. 就位修复基台；G. 修复后口内右侧面观；H. 修复后影像学检查示冠就位密合。

　　囊肿摘除过程中应尽量小心，避免上颌窦黏骨膜切口过大，给后期上颌窦黏骨膜穿孔的修补带来困难。本病例中，术者在开窗暴露上颌窦黏骨膜后，暂不剥离上颌窦黏骨膜，先使用 11 号刀片切开上颌窦黏骨膜的骨膜层。这样做的优势在于，未剥离的上颌窦黏骨膜有一定的张力，容易控制切开的位置及切口的大小，且由于周围上颌窦黏骨膜的附着限制，切口不易因呼吸运动的牵拉而进一步扩大。

待摘除上颌窦囊肿后,再行上颌窦底黏骨膜的剥离及整体提升,然后使用可吸收性胶原屏障膜修补穿孔。

（杨子楠　郭泽鸿　容明灯）

参考文献

1. 王虎,谭震,游梦,等.上颌窦囊性改变的影像分类诊断及上颌窦提升术的探讨.华西口腔医学杂志,2019,37（5）:457-462.

2. TIMMENGA N M, RAGHOEBAR G M, VAN WEISSENBRUCH R, et al.Maxillary sinus floor elevation surgery.A clinical, radiographic and endoscopic evaluation.Clin Oral Implants Res, 2003, 14（3）:322-328.

3. LIN Y, HU X, METZMACHER A R, et al.Maxillary sinus augmentation following removal of a maxillary sinus pseudocyst after a shortened healing period.J Oral Maxillofac Surg, 2010, 68（11）:2856-2860.

4. CHIAPASCO M, PALOMBO D.Sinus grafting and simultaneous removal of large antral pseudocysts of the maxillary sinus with a micro-invasive intraoral access.Int J Oral Maxillofac Surg, 2015, 44（12）:1499-1505.

5. DE ALMEIDA FERREIRA C E, MARTINELLI C B, NOVAES A B, et al.Effect of maxillary sinus membrane perforation on implant survival rate: a retrospective study.Int J Oral Maxillofac Implants, 2017, 32（2）:401-407.

6. ATARCHI A R, MILEY D D, OMRAN M T, et al.Early failure rate and associated risk factors for dental implants placed with and without maxillary sinus augmentation: a retrospective study.Int J Oral Maxillofac Implants, 2020, 35（6）:1187-1194.

第六章　上颌窦底提升术的主要并发症及处理

　　随着学者们对上颌窦解剖生理认识的不断加深,以及上颌窦底提升术的不断进步,上颌窦底提升术已成为解决上颌后牙缺失区垂直骨量不足种植首选的解决方案。但是,上颌窦底提升术的施行依然伴随着各种并发症发生的风险,如上颌窦黏骨膜的损伤、术中出血、术后感染等。另外,如果患者还伴有上颌窦黏膜的各种病变,则发生并发症的风险也相应提高。因此,十分有必要对伴上颌窦黏膜病变的上颌窦底提升术相关并发症的预防及处理方法作一总结归纳。

第一节　上颌窦黏骨膜损伤的处理

一、黏骨膜损伤的分类

　　上颌窦黏骨膜的损伤,是最常见的术中并发症,即使是有经验的种植医师也无法完全避免。宿玉成教授团队根据上颌窦黏骨膜的不同损伤状态分为以下三种情况:①骨膜层损伤,固有层未暴露;②骨膜层破裂,固有层和上皮层暴露;③黏骨膜穿孔,骨膜层、固有层和上皮层均破裂。由于目前临床上主要报道的上颌窦黏骨膜损伤类型为黏骨膜穿孔,其对上颌窦底提升术后的成骨效果影响较大,容易引起并发症,需要做相应的处理,因此本章节主要讨论黏骨膜穿孔这一类型。

二、黏骨膜穿孔对种植的影响

　　在文献报道中,经牙槽嵴顶上颌窦底提升术中黏骨膜穿孔的发生率为 $0 \sim 21.4\%$,平均穿孔率为 3.8%;侧壁开窗上颌窦底提升术中黏骨膜穿孔的发生率为 $20\% \sim 44\%$,从侧壁开窗或种植窝预备开始,到穿刺上颌窦囊肿,剥离上颌窦黏膜,最后填入植骨材料或同期植入种植体,上颌窦底提升术的任何一个步骤均有可能发生黏骨膜穿孔或撕裂。黏骨膜穿孔破坏了上颌窦腔的完整性,为细菌感染提供入路,可能导致术后上颌窦炎及骨增量材料的污染。黏骨膜穿孔是否影响种植体的临床效果尚存在争议。有研究认为,种植体存留率随黏骨膜穿孔范围的增大而减小,但也有研究显示黏骨膜穿孔不影响种植体的存留率。笔者认为,黏骨膜穿孔肯定会影响种植体周特别是其顶部的成骨效果,虽然黏骨膜穿孔与种植体的失败没有直接关系,但与术后并发症有关,影响程度与穿孔的大小、上颌窦术前是否存在病变,以及病变的性质、类型等紧密相关。

三、上颌窦黏骨膜穿孔的原因分析

　　无论上颌窦黏膜是否存在病变,黏骨膜都存在着较高的穿孔率。存在病变的上颌窦黏膜,其穿孔原因就会变得更加复杂,处理难度就会更大。穿孔的风险因素主要包括以下几点。

（一）黏膜厚度、上颌窦分隔和窦底形态不规则等解剖因素

1. 黏骨膜穿孔的发生率与黏膜厚度密切相关。近期的研究发现,过厚的黏膜可能改变其原有的组织学结构,增大黏膜脆性且易粘连,同样也会诱发穿孔。研究发现,>1.5～2.0mm 厚的黏膜在经牙槽嵴顶上颌窦底提升术时穿孔率最低;而 1.0～1.5mm 厚的上颌窦黏膜在侧壁开窗上颌窦底提升术时穿孔率最低。

2. 上颌窦分隔是上颌窦最常见的解剖结构变异,不仅影响手术视野,还大大增加了剥离上颌窦黏骨膜的难度。研究表明,有上颌窦分隔的穿孔率为 44.2%,没有上颌窦分隔的穿孔率为 35.7%。

3. 上颌窦内壁和侧壁与窦底之间形成的角度大小,也与穿孔率相关。在上颌窦前部的狭窄区域（角度<30°）穿孔率高达 62.5%,在上颌窦中部（角度 30°～60°）的区域穿孔率下降为 28.6%,而最平坦的后部（角度>60°）穿孔率则最低。

（二）剥离器械和力度使用不当等因素

在提升窦底黏骨膜及填入骨增量材料颗粒的过程中,剥离器械的不正确使用、提升或剥离速度过快,以及置入过量的材料,都可能造成黏骨膜撕裂和穿孔。

（三）术前存在上颌窦囊肿、慢性上颌窦炎或黏膜炎性改变等病理性因素

上颌窦囊肿的存在使得黏骨膜张力及脆性增大,伴有感染时黏骨膜易与骨壁粘连,这些因素都容易导致黏骨膜的撕裂穿孔。慢性上颌窦炎患者的黏膜厚度可以达到正常黏膜的 10～15 倍,当上颌窦黏膜存在病理性增厚或炎性粘连等病变时,术中发生上颌窦黏骨膜穿孔的不确定性也随之增加。

四、临床表现

（一）经牙槽嵴顶上颌窦底提升术中穿孔

在经牙槽嵴顶上颌窦底提升术中,黏骨膜的穿孔往往较难判断,笔者团队一般通过以下方法进行验证:在使用上颌窦底提升骨凿凿穿上颌窦底骨板之后,会产生一个微弱的突破感。然后,我们使用口镜或反光板,通过种植窝洞观察上颌窦黏骨膜,一般在窦底骨高度较低且窝洞直径较大的情况下,可以直接看到黏骨膜是否完整。但大多数情况下,无法直接通过窝洞观察黏骨膜的情况,此时我们会用手捏闭患者双侧鼻孔,指导患者用力向鼻腔内鼓气,如果上颌窦黏骨膜发生穿孔,则可以观察到窝洞内出现血性气泡,且光洁的口镜或反光板表面出现雾气。如在植入骨增量材料的过程发生穿孔,上颌窦底提升骨凿的阻力会突然变小。此外,近些年,光纤内镜也是一种能较好地判断上颌窦黏骨膜是否穿孔的工具,但清晰度和操作的简便性仍有待进一步改进。

（二）侧壁开窗上颌窦底提升术中穿孔

侧壁开窗上颌窦底提升术中穿孔的临床表现一般较为明确,常常可以在直视下观察到黏骨膜穿孔。与此同时,术中上颌窦黏骨膜穿孔还有以下表现:如术中手动剥离、抬起黏骨膜时阻力感突然消失,以及上颌窦黏骨膜随呼吸而起伏的现象消失或变弱。

（三）术后影像学检查发现穿孔

CBCT 示骨增量材料颗粒穿透上颌窦黏骨膜,外溢至上颌窦腔内,此时可见夹杂了阻射性颗粒状

物体的液平面（图 6-1-1）。

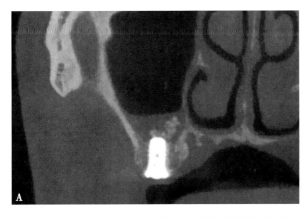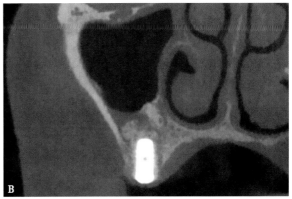

图 6-1-1　经牙槽嵴顶上颌窦底提升术后 CBCT

A. 上颌窦腔出现液平面，种植体根端上方的骨增量材料部分穿透上颌窦黏膜进入上颌窦腔；B. 种植体根端上方靠近腭侧的骨增量材料部分进入上颌窦腔内，呈条索状。

五、预防措施

上颌窦黏骨膜穿孔会给我们的操作增加许多额外的处理步骤，如不做相应的处理，极有可能影响上颌窦底提升术的骨增量效果，增加感染的风险，因此我们可以从以下五个方面去预防。

1. 完善的术前影像学检查和手术方案设计，可以有效帮助医师规避上颌窦黏骨膜穿孔的风险。术前应对上颌窦黏膜的厚度、上颌窦底的形态，以及是否存在上颌窦分隔、上颌窦囊肿、上颌窦炎症等情况进行全面分析，并根据剩余牙槽嵴高度及上颌窦分隔、囊肿的位置来选择适宜的手术方式。

2. 在施行经牙槽嵴顶上颌窦底提升术中，在种植窝洞预备时，使用扩孔钻磨至窦底处剩余约 1mm 厚的骨高度后，换成带凹头的上颌窦底提升骨凿进行窦底提升，如在敲击时感觉到骨质较为致密，可改用金刚砂球钻一边小心磨除致密的骨质，一边仔细地感觉骨质阻力的变化。此时应避免对手机马达施加压力，同时尽量避免使用尖细的手术器械如各种定位钻、探查器等接触到上颌窦黏骨膜（图 6-1-2）。

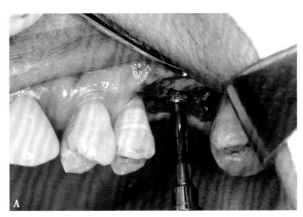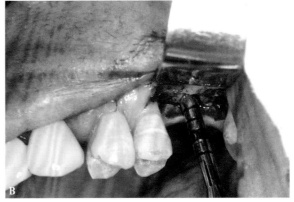

图 6-1-2　26 处行经牙槽嵴顶上颌窦底提升术

A. 使用带有内冷却通道、直径为 3mm 的金刚砂球钻磨至窦底下方约 1mm 处；B. 再换为上颌窦底提升骨凿行轻敲击提升操作。

3. 行侧壁开窗上颌窦底提升术时,如术前影像学检查发现上颌窦侧壁存在骨皮质不连续的情况,可以局部翻半厚瓣,避免翻瓣时直接损伤到上颌窦黏骨膜(图6-1-3)。

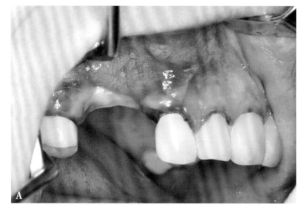
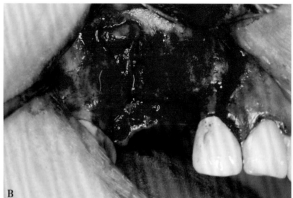
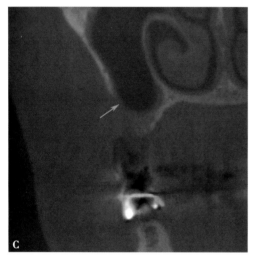

图6-1-3　右侧上颌骨囊肿术后行侧壁开窗上颌窦底提升术
A. 14—16颊侧见上颌骨囊肿术后瘢痕;B. 14—16翻瓣后可见上颌窦侧壁骨缺损,牙龈组织与上颌窦黏骨膜发生粘连;C. CBCT示右侧上颌窦后外壁骨缺损影像(绿色箭头示)。

4. 术中应遵循合理的外科程序,操作尽量轻柔、缓慢,在整个剥离窦黏骨膜的过程必须紧贴骨膜,均匀整体剥离,严禁使用不可控的蛮力或操之过急。

5. 如开窗部位骨厚度小于1.5mm,可使用超声骨刀进行开窗操作。这可在一定程度上降低黏骨膜穿孔的发生率。

六、处理方法

上颌窦黏骨膜穿孔的处理原则是及时封闭穿孔区,防止骨增量材料等穿溢到上颌窦黏骨膜外,以此来稳定带有血凝块的骨增量材料。

（一）术中发现上颌窦黏骨膜穿孔的处理方法

1. 经牙槽嵴顶上颌窦底提升术中穿孔　具体的处理方法要依据穿孔发生的不同阶段而定。如果仅是使用枪钻或细的先锋钻在预备时导致的穿孔,此时可尝试使用下一级粗的扩孔钻,同时减少预备的深度(约减少1mm),接着改用上颌窦底提升骨凿进行提升,在穿孔周围将骨板及穿孔的黏骨膜整体提起,利用自体骨及血凝块封闭黏骨膜的小穿孔;如穿孔发生在提升的过程中,应停止骨增量材料的放置,可轻轻置入胶原蛋白材料或骨胶原对穿孔进行封闭、稳定穿孔处的血凝块;如拟植入长度大于8mm的种植体,此时可根据剩余骨高度和宽度情况改用短粗的种植体植入,减少种植体突入上颌窦腔内的长度,否则应立即改行侧壁开窗上颌窦底提升术(图6-1-4)。

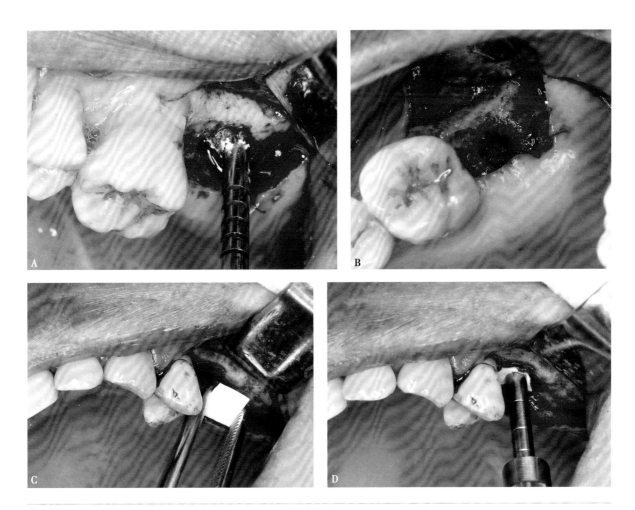

图6-1-4　经牙槽嵴顶上颌窦底提升术中穿孔的处理
A. 将被血液润湿后的骨胶原轻轻敲入上颌窦底穿孔处;B. 口内𬌗面观示骨胶原将上颌窦底穿孔处封闭;C. 修剪出比窝洞略大的可吸收性胶原屏障膜;D. 使用上颌窦底提升骨凿将可吸收性胶原屏障膜轻敲至上颌窦底处。

　　2. 侧壁开窗上颌窦底提升术中穿孔　　首先,注意操作轻柔,避免施加任何不必要的压力以免扩大穿孔范围。其次,要明确穿孔的部位和大小,在确定上颌窦腔无异常分泌物流出后,小心剥离提升穿孔区周围的黏骨膜,释放黏骨膜穿孔区周围的牵拉力,避免进一步的损伤。

　　(1)当穿孔<2mm时,利用血凝块和上颌窦黏骨膜被剥离提升后自身的皱褶即可封闭穿孔点,此时仍可以同期植入种植体。

　　(2)当穿孔大小为2～5mm时,在植骨前利用可吸收性胶原屏障膜覆盖穿孔区后,可同期植入骨增量材料并植入种植体(图6-1-5)。

　　(3)当5mm<穿孔≤10mm时,使用可吸收性胶原屏障膜来进行封闭。为了方便屏障膜的放置,可将其四个边角修剪成圆角,在保证封闭良好和屏障膜黏附稳定的情况下,继续进行骨增量材料的放

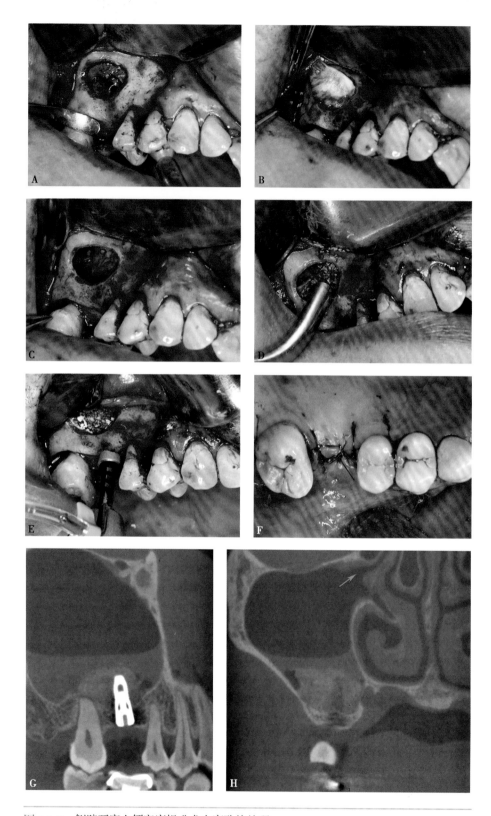

图 6-1-5　侧壁开窗上颌窦底提升术中穿孔的处理

A. 上颌窦黏骨膜发生约 3mm 的穿孔；B. 在穿孔处贴附上可吸收性胶原屏障膜；C. 将可吸收性胶原屏障膜固定，封闭穿孔区；D. 置入部分骨增量材料；E. 植入 1 颗 4.5mm×9.0mm 种植体；F. 对位无张力下严密缝合；G. 术后 CBCT 矢状位示上颌窦腔出现液平面，骨增量材料仍位于上颌窦黏骨膜下方；H. 术后 CBCT 冠状位示骨增量材料仍位于上颌窦黏骨膜下方。

置。此时,需要根据可用骨高度和血供来谨慎决定是否同期植入种植体,一般情况下,延期行种植体植入术是更加稳妥的选择。需要注意的是,屏障膜要放置于穿孔区域的正下方,确保覆盖穿孔边缘外1.5～2.0mm 以上,防止在填放骨增量材料时,屏障膜发生移位,失去对穿孔的有效封闭;如穿孔位于后外壁处及黏骨膜较厚时,可尝试通过缝合来缩小穿孔口的大小,但操作要十分轻柔,应选择 1/2 弧度、5-0 以上的缝线;如黏骨膜较薄,则不建议使用缝合技术,否则缝合时会再次撕裂黏骨膜,导致穿孔口越缝越大(图 6-1-6)。

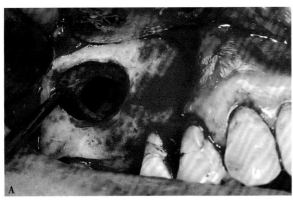
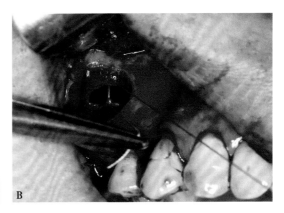
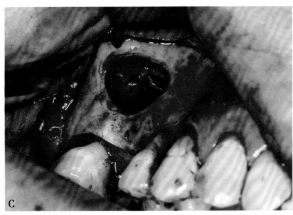

图 6-1-6　侧壁开窗上颌窦底提升术中穿孔的处理
A. 上颌窦黏骨膜偏后外壁处发生约 8mm 的穿孔;B. 进一步松解黏骨膜后,使用可吸收线缝合;C. 缝合后,穿孔明显变小。

(4)当穿孔>10mm 时,填入骨增量材料时屏障膜可能向上颌窦内侧壁移位或直接从穿孔处滑入窦腔,此时通常需要使用较大的生物膜来进行封闭(修剪后的大小以 20mm×15mm 为宜),将膜的一部分留在侧壁窗口外,使用膜钉或缝合方式固定。还可以利用缝线将穿孔两端的黏骨膜轻轻拉拢,支撑可吸收性胶原屏障膜,防止其脱入窦腔内,再放置骨增量材料;如穿孔处无法较好地固定可吸收性胶原屏障膜,则延期进行骨增量材料的放置(图 6-1-7)。

(5)如果穿孔处过大,不能获得良好稳定封闭效果,应等待 4 个月,再填入骨移植材料(图 6-1-8)。

Park 等在 2018 年的临床研究指出,侧壁开窗上颌窦底提升术中上颌窦黏骨膜破裂,并不影响骨增量效果和种植体骨结合的成功率,但未经修补的上颌窦黏骨膜可能导致患者的术后不适感增强。笔者认为,在排除严重上颌窦黏膜病变的情况下,只要对穿孔处进行良好的封闭处理,仍可获得较为可靠的骨增量效果。

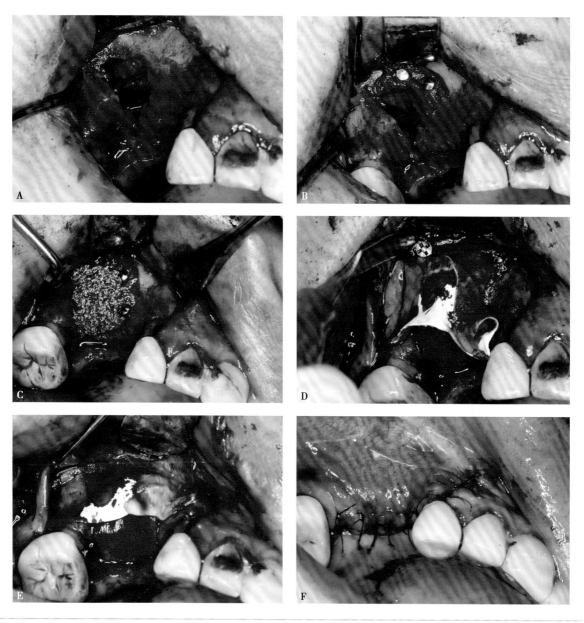

图 6-1-7　上颌窦黏骨膜大穿孔的处理

A. 上颌窦黏骨膜与颊侧牙龈组织粘连,在分离时发生较大的穿孔;B. 使用膜钉在后外壁将生物膜固定,封闭穿孔;C. 放置骨增量材料;D. 钛钉固定内层可吸收性胶原屏障膜;E. 双层膜覆盖植骨区域;F. 完成植骨手术,无张力下严密缝合。

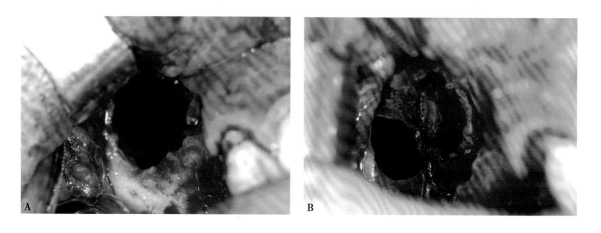

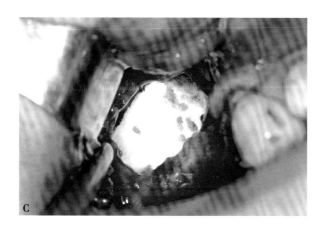

图 6-1-8　侧壁开窗上颌窦底提升术中大穿孔的处理
A. 在侧壁开窗后，上颌窦黏骨膜发生约 18mm 的大穿孔；B. 分离穿孔边缘的黏骨膜后使用可吸收线轻柔缝合 1 针；C. 使用可吸收性胶原屏障膜进行辅助封闭穿孔区。

（二）术后发现上颌窦黏骨膜穿孔的处理方法

在日常临床工作中，有时会在术后 CBCT 检查时才发现上颌窦黏骨膜穿孔，多数发生在经牙槽嵴顶上颌窦底提升术的病例中（图 6-1-9），侧壁开窗上颌窦底提升术后发现黏骨膜穿孔的概率不高，再加上如在术中怀疑有穿孔的可能，可预防性地垫入适当大小的可吸收性胶原屏障膜，已经可以较好

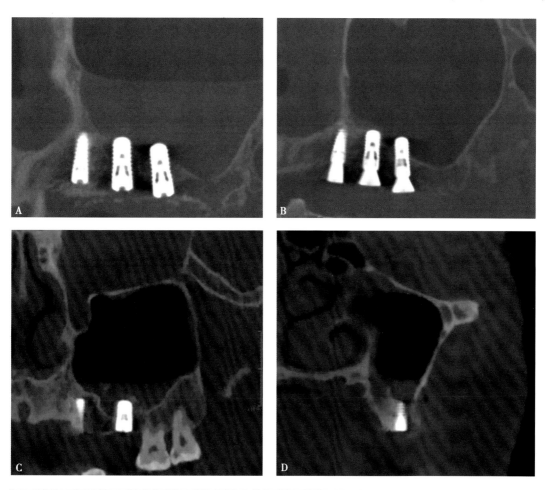

图 6-1-9　经牙槽嵴顶上颌窦底提升术后 CBCT
A. 27 在行经牙槽嵴顶上颌窦底提升术时发生黏骨膜穿孔（未使用骨增量材料），导致术后当日出现液平面；B. 6 个月后 CBCT 示液平面消失，27 种植体根端未发生骨结合；C、D. CBCT 矢状位（C）、冠状位（D）示左侧上颌窦腔出现液平面，部分骨增量材料远离 26 根端。

地避免拍片时才发现上颌窦黏骨膜穿孔及骨增量材料外溢的问题。但对于经牙槽嵴顶上颌窦底提升术,有时很难在术中准确判断是否穿孔,导致骨增量材料颗粒通过穿孔处外溢到上颌窦腔内。伴有上颌窦黏膜病变时,穿孔后很可能会激惹上颌窦腔内原有的慢性疾病急性发作,严重时炎症还会往周围其他窦腔扩散,转为鼻窦炎,影响后期种植体在窦腔内的骨结合效果。因此,应及时作出处理,特别是骨增量材料外溢明显时,应改为侧壁开窗上颌窦底提升术,医师应尽量将外溢的骨粉清理干净,再进一步剥离提升穿孔处周围的上颌窦黏膜,使用适当大小的可吸收性胶原屏障膜,并在封闭良好的情况下,植入骨增量材料及种植体,如同期进行种植体的植入,建议采用种植体埋入式愈合。

虽然有些病例在术后影像学检查时发现了上颌窦黏骨膜穿孔的表现,并且由于种种原因并未作处理,但是这并不意味着手术的绝对失败,有少部分患者在这种情况下,后期仍能获得较好的骨增量和种植体骨结合效果(图6-1-10)。对于这种情况,笔者认为可能有以下几个原因。

1. 上颌窦黏骨膜仅发生了损伤而不是完全穿孔,骨增量材料仅进入了固有层或上皮层,仍有黏膜层对骨增量材料发挥相对固定的作用。

2. 上颌窦黏骨膜穿孔不大,穿孔的附近区域能形成较为稳定的血凝块,起到直接封闭的作用,此时大大降低了对种植体的骨结合不良影响。

3. 上颌窦腔在术前处于较为健康的状态,有利于穿孔后的液体往上颌窦腔外引流。

4. 患者的身体抗感染能力好,上颌窦腔的血供好。

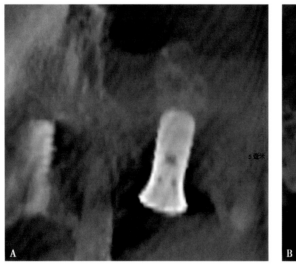 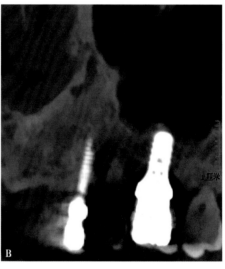

图6-1-10 经牙槽嵴顶上颌窦底提升术后当日与修复完成后的影像学表现

A. 26相应的上颌窦腔出现液平面,种植体根部骨增量材料团块进入上颌窦黏膜固有层及上皮层;B. 完成修复后2年,CBCT检查示骨增量材料大部分吸收,液体消失,种植体骨结合良好,上颌窦黏膜轻度增厚。

第二节　上颌窦囊肿破裂的处理

上颌窦底提升术中或术后发生囊肿破裂导致囊液外溢。囊液引流不畅,不但易诱发骨增量材料的感染,严重时还会引起鼻窦炎,最终导致上颌窦底提升术的失败,因此必须做好防范及处理。

目前,存在假性囊肿的上颌窦有三种处理方式:①摘除囊肿后延期行上颌窦底提升术;②摘除囊肿同期行上颌窦底提升术;③保留囊肿行上颌窦底提升术。对前两种处理方式来说,囊肿破裂与否对侧壁开窗上颌窦底提升术的预后影响不大。摘除囊肿很难避免上颌窦黏骨膜的穿孔,在术中完整剥离并摘除囊壁,彻底冲洗术区后修补上颌窦黏骨膜穿孔即可。因此,本节主要对保留囊肿行上颌窦底提升术的情况进行讨论。

一、原因分析

囊肿破裂与上颌窦黏骨膜穿孔的危险因素类似,具体原因如下。

1. 囊肿位于提升上方骨面偏腭侧,骨面不平整,导致手术操作难度增加。

2. 上颌窦分隔与囊肿贴附紧密,导致剥离操作困难,或尖锐的骨性分隔刺破分离中的囊肿。

3. 过度推挤等不正确操作导致囊肿张力增加,发生破裂。

4. 术前诊断失误,没有判断出上颌窦囊肿,或对上颌窦囊肿的位置范围把握不准确。

二、临床表现

1. 术中在提升黏骨膜过程中,器械接触区的弹力和阻力手感改变。

2. 术区或窝洞有淡黄色清亮液体流出。

3. 术后 CBCT 检查有时可见囊肿变小,并伴有骨增量材料散落在囊肿所属区域。

三、预防及处理措施

1. 完善的术前分析,明确上颌窦口的位置,以及囊肿的位置、大小和性质。当窦腔无炎症,预估囊肿高度加上提升高度不足以堵塞上颌窦开口时,才考虑选择保留囊肿下行上颌窦底提升术。

2. 在行侧壁开窗上颌窦底提升术时,剥离上颌窦底黏膜时的力量需要轻柔,全程要紧贴骨面,既能使黏膜与骨壁分离,又不至于导致黏骨膜撕裂。

3. 当邻牙根尖与囊肿贴近或相连时,或者囊肿附着在分隔上时,侧壁开窗剥离提升黏骨膜的操作更要谨慎。如果是行经牙槽嵴顶上颌窦底提升术,此时不要强求过大地提升高度,建议先填塞胶原蛋白或骨胶原等遇血变软的材料,必要时再适当填塞颗粒状骨增量材料。

4. 如从影像学表现上判断囊肿张力较大,可以在侧壁开窗后,先用注射器抽吸囊液来减少囊肿的张力,再进行上颌窦黏骨膜的剥离。

5. 若在经牙槽嵴顶上颌窦底提升术中或术后发现囊肿破裂,此时要第一时间判断上颌窦开口是否通畅,骨增量材料是否明显散落在上颌窦腔内,及时侧壁开窗建立手术通路摘除囊肿,再用大量生理盐水冲洗干净术区,清理散在的骨增量材料,重新填入新的骨增量材料,以避免材料受到污染而影响后续的骨改建愈合。术后给予足够的抗生素和糖皮质激素类药物,以预防感染,减轻水肿。

第三节　术中出血的处理

出血也是上颌窦底提升术中常见的并发症之一。上颌窦后外壁的血供来自上牙槽后动脉、眶下动脉的骨内、外侧交通支；内侧壁的血供来自鼻后外侧动脉（详见第一章）。正常情况下，上牙槽后动脉及其分支距离牙槽嵴顶的平均高度为16.4mm，但在牙槽骨严重吸收的情况下，距离可能会缩小至10mm左右。因此，在做垂直切口或翻起黏骨膜瓣时，容易损伤骨外血管交通支；在行侧壁开窗时，容易损伤骨内血管交通支。这些情况都可能造成短时间内的大量出血，出血量视血管的直径大小而定。

一、原因分析

（一）全身因素

患者服用抗凝血药物或患有出血性疾病。

（二）局部因素

术中操作不慎损伤上牙槽后动脉、眶下动脉或鼻后外侧动脉的分支（血管位置详见第一章）。

二、预防及处理措施

1. 详细询问病史，完善术前检查，对拟提升区域的软硬组织结构做好充分的术前评估。

2. 若CBCT检查发现上颌窦侧壁内有动脉分支，则应尽量将开窗的位置设计在血管位置以下，并尽量减小翻瓣的范围。有时翻瓣完成后可以透过骨壁看到血管走向，操作时要注意避开。随着数字化技术在口腔种植中的应用，医师还可在数字化外科导板的引导下进行侧壁开窗（图6-3-1）。

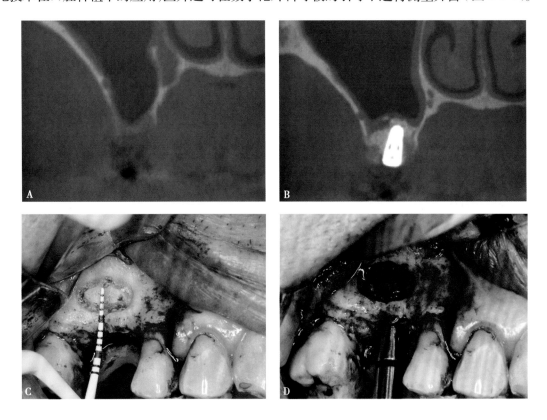

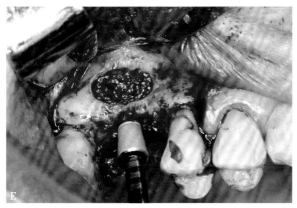
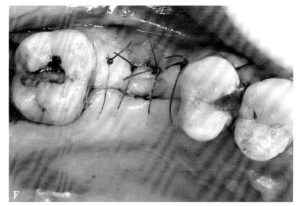

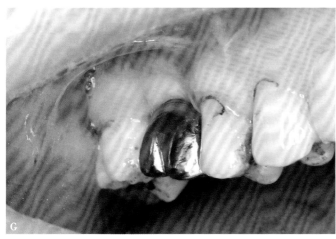
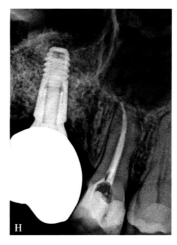

图 6-3-1　缩小侧壁开窗口,避免损伤骨内动脉分支,完成上颌窦底提升术

A. CBCT 示右侧上颌窦侧壁存在上牙槽后动脉骨内分支;B. 上颌窦底提升术后 CBCT 示上颌窦底整体提升,未见明显穿孔,骨内动脉分支未见损伤;C～F. 减少侧壁开窗口的宽度,联合经牙槽嵴顶上颌窦底提升术进行植骨及植入种植体;G. 修复完成后口内照;H. 修复完成后根尖片示种植体骨结合及窦底提升区成骨良好。

3. 正确使用超声骨刀开窗,可以降低骨内血管损伤的风险。

4. 上颌窦后动脉的分支可能位于骨面上方、骨内或上颌窦黏骨膜处,术中一旦损伤,切勿慌乱,应及时判断出血的位置,根据不同位置采取以下相应的处理措施。

（1）做垂直切口后发生软组织出血,可以使用 1∶50 000 稀释的肾上腺素压迫止血,并及时缝合相应区域的软组织进行止血;如出血量较多,可同时抬高头部以降低血管内的血压,配合电凝止血效果更好。

（2）损伤骨内动脉交通支发生出血,可以立即剥离出血端附近的上颌窦黏膜,用止血钳钳压血管周围的骨壁以达到压迫止血的效果,待骨壁内血凝块形成后再松开;必要时及时使用电凝止血,但使用电凝时要注意尽量避免损伤上颌窦黏骨膜。

（3）在剥离上颌窦黏骨膜时损伤了血管分支,可使用冰的灭菌盐水浸泡纱布,将湿纱布轻压至半湿润状后,置入相应的出血区域适当加压,同时吸唾管放置在纱布上间接吸走血液,看清受损血管的具体位置,再针对性作进一步处理。

（4）也有学者认为,对于直径小于 1mm 的血管损伤,术中出血无须特别处理,助手使用大流量的尖头吸引器及时吸走血液保证术区视野即可。出血通常在植骨完成后自然停止,缝合后也很少发生术后出血。

第四节　术后感染和上颌窦炎的处理

上颌窦底提升术后的感染率为 2.0%～5.6%,可分为骨增量材料感染和术后上颌窦炎两大类。骨增量材料感染局限在上颌窦黏骨膜下方的骨增量区,上颌窦炎发生在提升后的上颌窦黏膜内或上颌窦腔内,两种感染的特点和治疗方式不同。骨增量材料感染是术后感染最常见的形式,若不及时处理可能发展为口腔上颌窦瘘,也有报道称骨增量材料感染可能通过穿孔的黏骨膜引发术后上颌窦炎,甚至引起鼻窦炎。健康的上颌窦具有很好的顺应性反应能力,能很快对细菌感染和炎症做出反应并从中恢复;但存在慢性上颌窦炎症时,上颌窦的顺应性反应能力减弱,术后发生上颌窦炎的风险将增加。

一、原因分析

术后上颌窦炎和骨增量材料感染的主要原因类似,根据上颌窦底提升术并发症的专家共识,具体可归纳如下。

1. 术前存在邻牙牙周炎、根尖周炎等局限性的感染源。

2. 无症状的慢性上颌窦疾病、过敏性的上颌窦炎等。

3. 上颌窦囊肿和上颌窦黏膜重度增厚的抬升堵塞了上颌窦开口。

4. 上颌窦黏骨膜穿孔或撕裂后,口腔细菌或被感染的骨增量材料进入提升术区或上颌窦腔内。

5. 严重的种植体周炎达到种植体尖端区后,波及上颌窦黏骨膜,从而引起上颌窦感染。

6. 术区附着龈较薄窄,上颌窦侧壁骨板菲薄、血供相对不足,均为不利于术后创口愈合的因素。

7. 全身因素,如患者年龄较大、未控制的糖尿病、贫血等因素。

二、临床表现

（一）骨增量材料感染

通常发生在术后 2 周内,或在术后几个月才首次出现,表现为术区局部压痛、肿胀、瘘管形成、鼻塞、切口处黏膜瓣裂开流脓等,渗出严重时可压迫眶下缘导致视力暂时模糊、颞区胀痛不适;偶尔也会发生无明显临床症状的移植物感染,患者只有轻微的不适感。X 线表现为骨增量材料内部的低密度影像,伴有上颌窦黏膜增厚等（图 6-4-1）。

（二）术后上颌窦炎

1. 急性上颌窦炎　表现为面部疼痛、头痛、鼻塞、脓性鼻分泌物增多、持续发热、眼眶肿胀、嗅觉减退等。

2. 慢性上颌窦炎　一般分为轻度和重度两种情况。轻度慢性上颌窦炎的临床症状不明显,仅表现为上颌窦区的轻度不适、鼻塞;影像学检查未见种植体或骨增量材料进入上颌窦腔内,上颌窦黏膜有所增厚。重度的慢性上颌窦炎伴有脓性鼻涕,鼻塞严重,甚至有头部钝、闷痛;影像学检查多见种植体/骨增量材料突入上颌窦腔内,上颌窦黏膜呈炎症性增厚,有时还可见液平面（图 6-4-2）。

术后上颌窦炎若不及时妥善处理,上颌窦感染很容易向邻近区域扩散,可能会导致全组鼻窦炎、眶内脓肿,甚至颅内感染等严重后果。

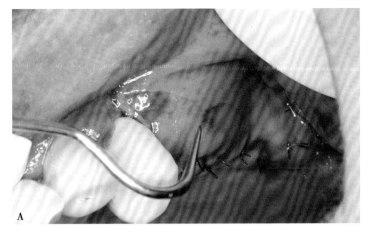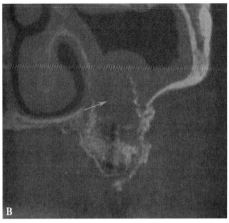

图 6-4-1　侧壁开窗上颌窦底提升术后骨增量材料感染

A. 颊侧肿胀明显,触之有波动感;B. CBCT 示骨增量材料出现"空洞"(绿色箭头示),上颌窦黏膜增厚。

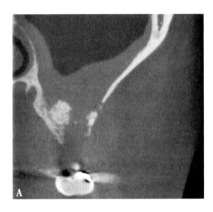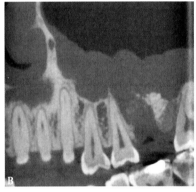

图 6-4-2　侧壁开窗上颌窦底提升术后引起慢性上颌窦炎

CBCT 冠状位(A)、矢状位(B)示骨增量材料突入上颌窦腔内,上颌窦黏膜呈炎症性增厚。

三、预防及处理措施

（一）骨增量材料感染

1. 预防

（1）术前进行 CBCT 检查,明确上颌窦内是否存在病变,如发现邻近上颌窦的牙齿存在牙周病或根尖周病变,需要在术前完成牙周治疗和根管治疗,提前拔除根尖突入或影响上颌窦黏膜的病灶牙,避免上颌窦骨增量区受到影响。

（2）必要时可在术前 30 分钟预防性使用抗生素,如行侧壁开窗上颌窦底提升术后,建议口服 7 天抗生素,可配合使用糖皮质激素类药物消肿。

（3）术中避免使用接触过口腔和唾液的手术器械混合骨粉,在放置生物屏障膜时要注意避免接触颊黏膜或舌面,以免受到污染。

2. 处理

（1）发生骨增量材料感染时,首选或改用对鼻窦有较好渗透性的抗生素,例如阿莫西林克拉维酸钾、头孢呋辛酯、左氧氟沙星、莫西沙星等。

（2）使用生理盐水冲洗瘘管，在瘘管口或邻近术区的位置做切口，放置引流条，注意引流条不要直接放置在移植物上方，一般放置3天后拔除。

（3）密切观察患者全身和局部反应，若以上处理仍无法控制感染，则需要彻底清除被感染的骨增量材料或术区内全部材料，再次植入新的骨增量材料。如种植体没有足够的骨量支持，也需要一并取出，待症状消失后再行二次骨增量或种植。当术后数个月才表现出感染症状时，感染中心周围的骨增量材料可能已经硬化，此时强行刮除这层硬壳很容易造成上颌窦黏膜的损伤，因此Urban等人报道了一种保留感染中心周围硬化骨粉的处理方式：在移除屏障膜和被感染的骨增量材料后，用生理盐水冲洗感染区，然后注射多西环素糊剂处理2分钟后再次冲洗，不再放置新的骨增量材料，然后直接缝合。这样处理后剩余的硬化的骨增量材料可以给种植体提供稳定的支持，空腔内可以再形成新骨。此外，笔者认为，当术后6个月以上才发现骨增量材料中心有感染后形成的"空洞"时，可在种植窝洞预备时，通过窝洞预备的通道进行冲洗及刮治处理。

病例：侧壁开窗上颌窦底提升术后骨增量材料感染

患者，女性，54岁。1周前，行左侧侧壁开窗上颌窦底提升术，术程顺利。术后1周，左侧面颊处肿胀明显，遂来复诊。CBCT检查后及时处理，最终顺利完成修复。

主诉：左侧上颌窦底提升术后肿胀不适1周。

现病史：1周前，患者行左侧上颌窦底提升术。术后第7天，患者左侧面颊部肿胀明显，无头晕、发热、鼻塞等不适。

临床检查：26、27颊侧肿胀明显，缝线存留，压痛，可触及波动感。

影像学检查：CBCT检查示26、27种植体上段和颊侧骨增量材料出现"空洞"，上颌窦黏膜增厚。

临床诊断：左侧上颌窦骨增量材料感染。

治疗计划：①抗感染治疗，颊侧引流；②翻瓣清创处理及评估。

临床操作：局麻下26、27颊侧切开引流，见淡黄色渗液，生理盐水冲洗。3天后复诊，仍未见明显好转。局麻下切开翻瓣，仍见大量淡黄色渗液，骨增量材料部分散在渗液中。使用大量生理盐水冲洗，吸除感染的骨增量材料，然后使用刮匙轻刮深部不成团的骨增量材料，注意避开种植体表面，再反复多次使用生理盐水冲洗，植入新的骨增量材料，覆盖可吸收性胶原屏障膜，严密缝合。10天后复诊拆线，检查示26、27颊侧肿胀消退，牙龈对位愈合良好（图6-4-3）。

6个月后复查，26、27牙龈愈合良好，CBCT示26、27种植体骨结合良好，上颌窦腔内骨增量材料大部分已成骨，上颌窦黏膜未见异常，遂行种植二期手术，最终完成种植修复（图6-4-4）。

讨论：上颌窦底提升术后骨增量材料感染的发生率约为2%，骨增量材料感染通常与上颌窦炎同时发生，文献中很少单独报道，发生的原因较多。在本病例中发生骨增量材料感染的原因，可能是该患者上颌窦外侧骨壁极薄，可用骨高度及密度均不足，无法同时为骨增量材料和2颗种植体提供足够的血供。一旦发生骨增量材料感染，医师要认真对待、及时处理，否则会导致骨增量材料的大量丧失，最终手术失败，而且还可能发展成急性上颌窦炎等更严重的并发症。目前的临床报道尚未见关于上

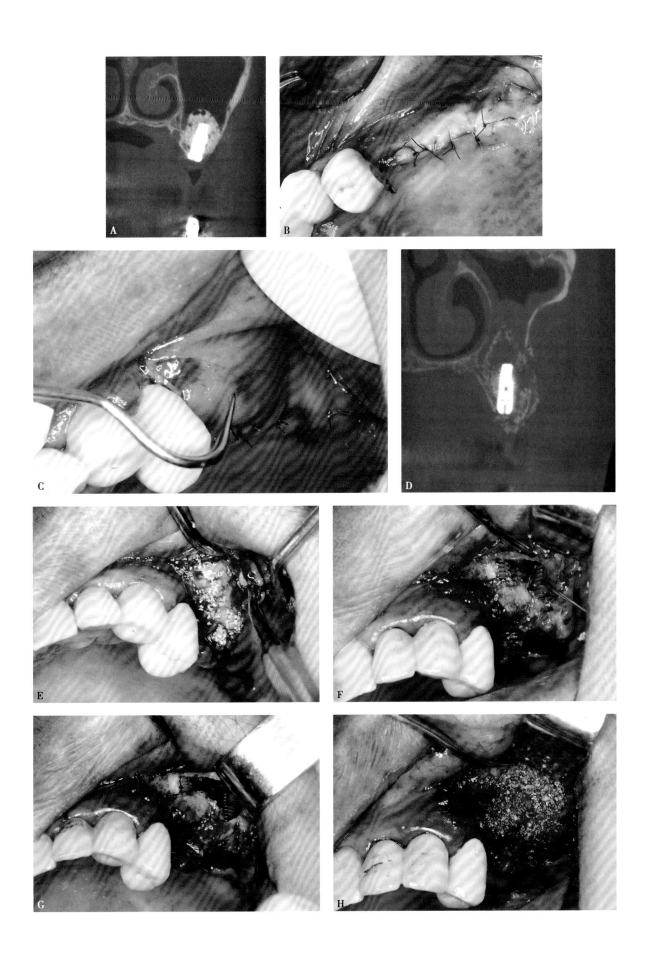

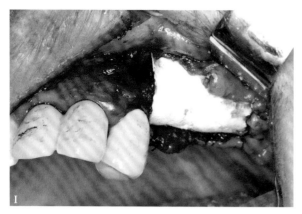

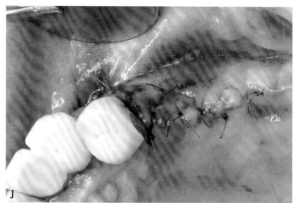

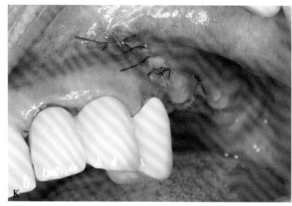

图 6-4-3　骨增量材料感染及处理

A. 术后当日 CBCT 示未见种植体及骨增量材料异常；B. 上颌窦底提升术后严密缝合；C. 术后 1 周见颊侧牙龈肿胀明显；D. 术后 11 天 CBCT 示左侧上颌窦；E. 颊侧切开引流；F. 生理盐水冲洗感染区；G. 清创后的情况；H. 植入新的骨增量材料；I. 覆盖可吸收性胶原屏障膜；J. 对位严密缝合；K. 翻瓣清创 10 天后口内的情况。

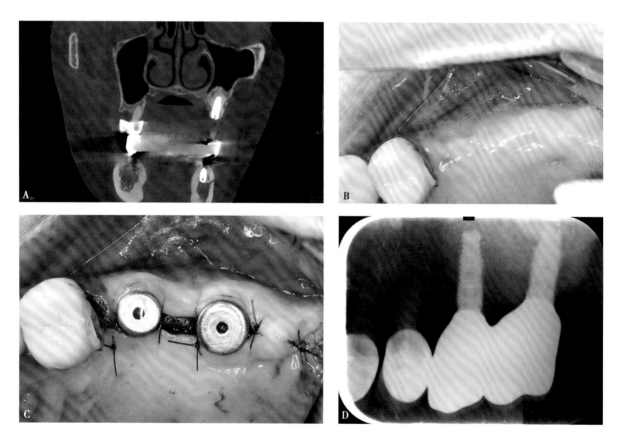

图 6-4-4　6 个月后复查及完成修复

A. 6 个月后复查，CBCT 示种植体骨结合良好；B. 26、27 牙龈愈合良好；C. 完成二期手术；D. 修复体戴入当天根尖片。

颌窦移植物感染的最佳治疗方案,针对上颌窦移植物感染的处理方式多样化,文献综述强调手术治疗与抗生素治疗相结合的必要性。本病例骨增量材料感染的临床表现较为典型,笔者团队及时进行抗感染治疗,彻底清除感染的骨增量材料,重新植入新的骨增量材料,最终获得了较好的上颌窦底提升效果。

(二)术后上颌窦炎

1. 预防

(1)进行 CBCT 检查,仔细评估上颌窦的健康状况。若有炎症,则需要使用抗生素或抗感染药物治疗。若上颌窦黏膜病变较为严重,同时伴有上颌窦开口堵塞,则建议请耳鼻咽喉科医师会诊协作治疗,在鼻内镜下行中鼻道入路手术去除上颌窦开口堵塞组织、摘除上颌窦囊肿及去除上颌窦内炎症组织等。

(2)上颌窦底提升术中发生黏骨膜穿孔,应使用可吸收性胶原屏障膜封闭穿孔部位,防止骨移植材料进入上颌窦腔成为感染物或堵塞上颌窦口。

2. 处理

(1)术后出现上颌窦炎症状时,可将口服抗生素的时间延长至 7～10 天;同时,使用 0.05% 羟甲唑林鼻腔喷雾来收缩鼻窦血管,或者使用呋麻滴鼻液滴鼻(同时要注意副作用),保持上颌窦开口通畅;生理盐水冲洗鼻腔,可以作为辅助治疗的措施。

(2)若使用抗生素 7 天后症状依然存在,应通过 CBCT 检查移植物是否完整存在于窦黏膜下方。如果骨移植材料分散在上颌窦腔内,则需要取出全部移植物和种植体,必要时请耳鼻咽喉科医师会诊协作治疗,进行功能性内镜鼻窦手术。

(3)如果骨增量材料团块无明显感染的表现,可以适当增加抗生素使用时间及剂量,必要时改用抗生素静脉滴注;如抗生素治疗和引流治疗无效,则需要部分或全部清除骨移植材料。

病例:经牙槽嵴顶上颌窦底提升术后上颌窦炎

患者,女性,59 岁。1 个月前于外院行右侧上颌窦底提升术及种植体植入术,术后肿胀不适,2 周后晨起咽喉有脓痰,患者时有发热、头部闷痛不适等症状。

主诉:右侧上颌窦底提升术及种植体植入术后不适 1 个月。

现病史:1 个月前,患者于外院行右侧上颌后牙种植手术,术后出现术区肿胀不适,2 周后自觉咽喉不适,晨起有少许脓痰,随后出现头部闷痛不适的症状,外院未作对症处理。

临床检查:17 缺失,检查见术后创口,种植体封闭螺丝及种植体第一个螺纹暴露,颊侧未触及波动感,压痛不明显。

影像学检查:CBCT 检查示 17 种植体周骨缺损,炎性物充满右侧上颌窦腔,种植体上方见少许骨增量材料进入上颌窦腔内。

临床诊断:右侧急性上颌窦炎。

治疗计划:①拔除 17 种植体 + 右侧上颌窦腔引流冲洗;②耳鼻咽喉科进一步抗感染治疗。

临床操作：建议患者拔除 17 种植体后引流治疗，患者表示考虑，当天未作处理。数天后该种植体自行脱落，患者症状稍有缓解，至耳鼻咽喉科引流及进行糖皮质激素类药物治疗。治疗 1 个月后，病情明显好转。3 个月后复诊，CBCT 示右侧上颌窦腔内炎症消退，遂按常规种植治疗方案为患者行右侧经牙槽嵴顶上颌窦底提升术，同期行 17 种植体植入，植入 1 颗 4.8mm×8.0mm 骨水平种植体。术后 5 个月复查，种植体骨结合良好，最终完成种植修复（图 6-4-5）。

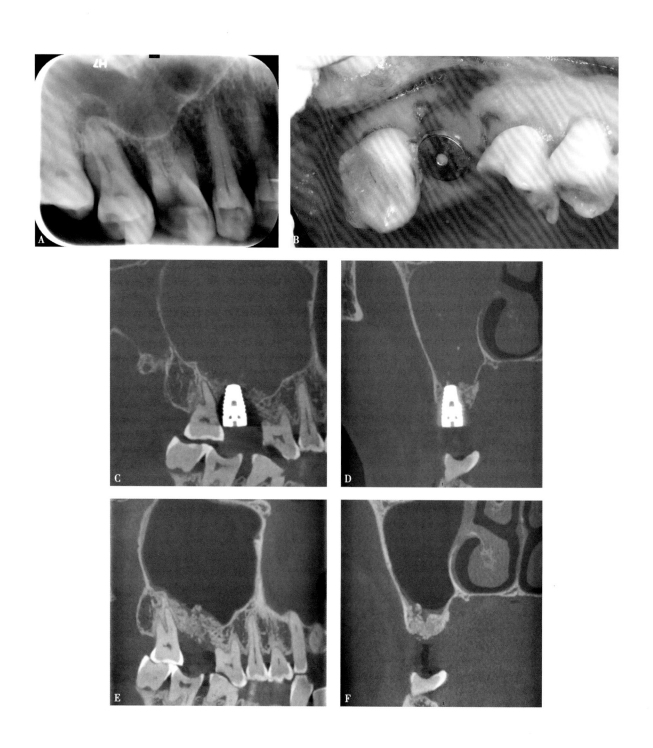

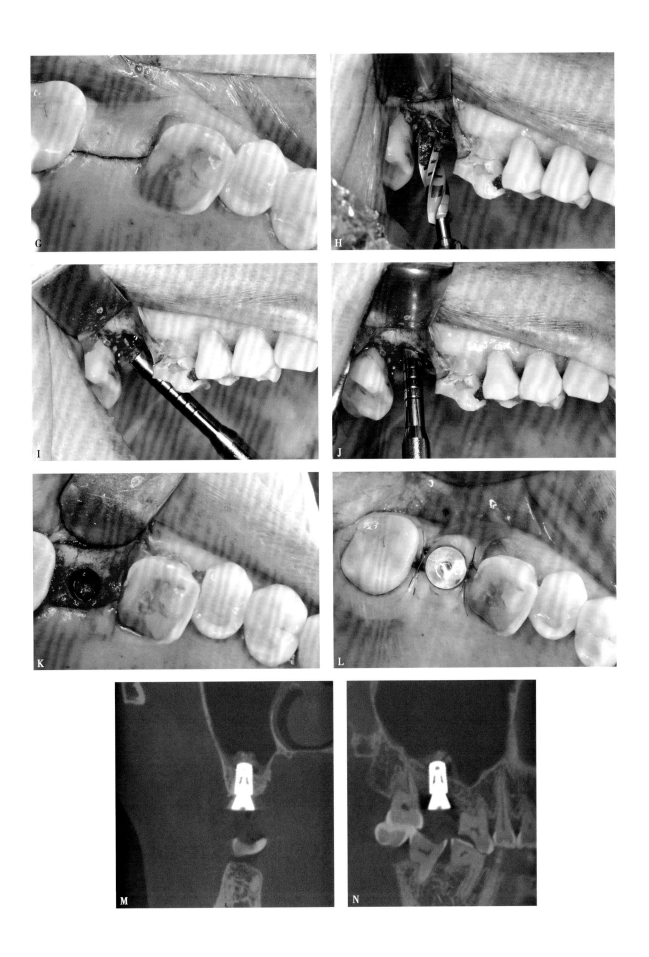

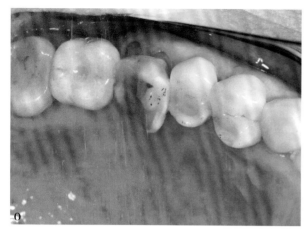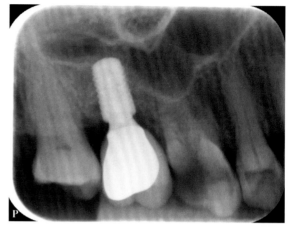

图 6-4-5　上颌窦底提升术后急性上颌窦炎的处理

A. 拔牙前根尖片示 17 根尖周阴影；B. 外院行上颌窦底提升术后 1 个月口内情况；C、D. 上颌窦底提升术后 1 个月 CBCT 示上颌窦腔充满炎性物影像；E、F. 抗感染治疗后 3 个月，CBCT 示右侧上颌窦腔炎症基本消退；G. 牙龈愈合良好，行牙槽嵴顶切开；H. 在上颌窦底下方保留 1mm 骨厚度逐级备洞并收集骨屑；I、J. 使用上颌窦底提升骨凿将骨屑轻敲入上颌窦底；K. 自体骨屑被较好地收集在窦底处；L. 植入种植体后，获得较好的初期稳定性，穿龈愈合；M、N. CBCT 示种植体植入轴向良好，未见明显黏骨膜穿孔；O. 完成种植修复口内照；P. 完成种植修复根尖片。

讨论：该患者临床表现为典型的术后上颌窦炎。由于患者在术前未进行 CBCT 检查，拔牙及首次上颌窦底提升术均在外院进行，因此未能准确找出病因。推测此次术后上颌窦炎的原因可能有以下两点：① 17 拔除后，未彻底清理根尖周病变，以致在行经牙槽嵴顶上颌窦底提升术时，将根尖周区的感染物敲入上颌窦腔内；②上颌窦黏骨膜在提升时发生了穿孔，骨增量材料进入了上颌窦腔，从而引起上颌窦炎的急性发作。再次手术时，笔者设计了较为微创的手术方案，植入较短的种植体，提升高度控制在 3.5mm 以内，并在窝洞预备时充分收集自体骨代替骨增量材料，降低骨增量材料摩擦刺激增加上颌窦黏骨膜穿孔的概率，从而获得了成功。

第五节　其他并发症的处理

一、邻牙损伤

邻牙牙根的损伤一般发生在侧壁开窗时，由于开窗过大、对上颌窦腔与邻牙牙根的位置关系不清晰或因处理上颌窦病变的需要而设计开窗的位置尽量接近病变区等原因，导致在侧壁开窗时损伤到邻牙牙根。因此，术前注意评估、术中注意开窗的边界、使用数字化外科导板指导开窗，既可以降低损伤邻牙牙根的风险，又可以精准定位需要处理的病变位置（图 6-5-1）。一旦发生牙根的损伤，就应评估损伤的具体位置，定期监测损伤牙的牙髓活力。如损伤根尖处，后期需要行根管治疗的可能性较大。

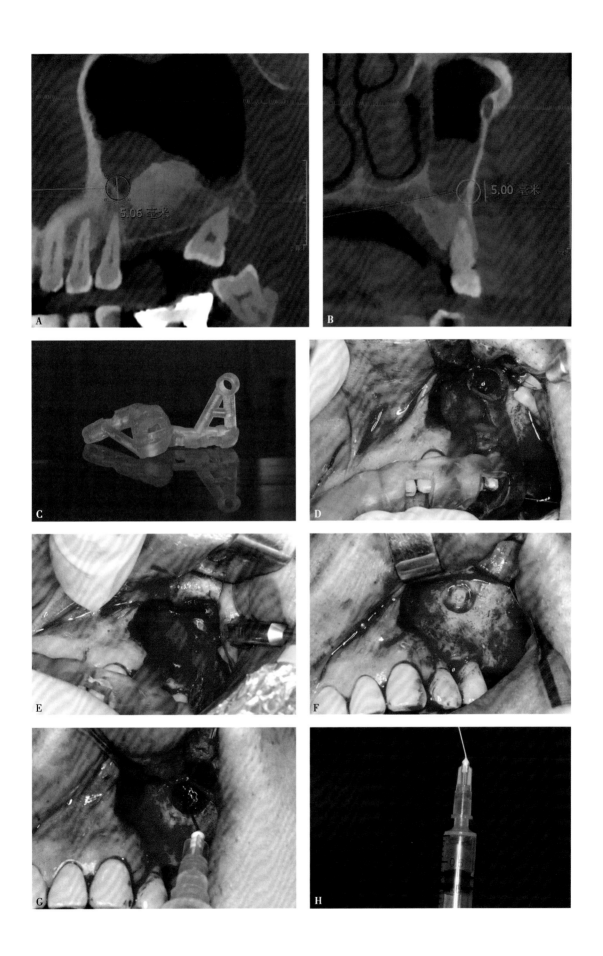

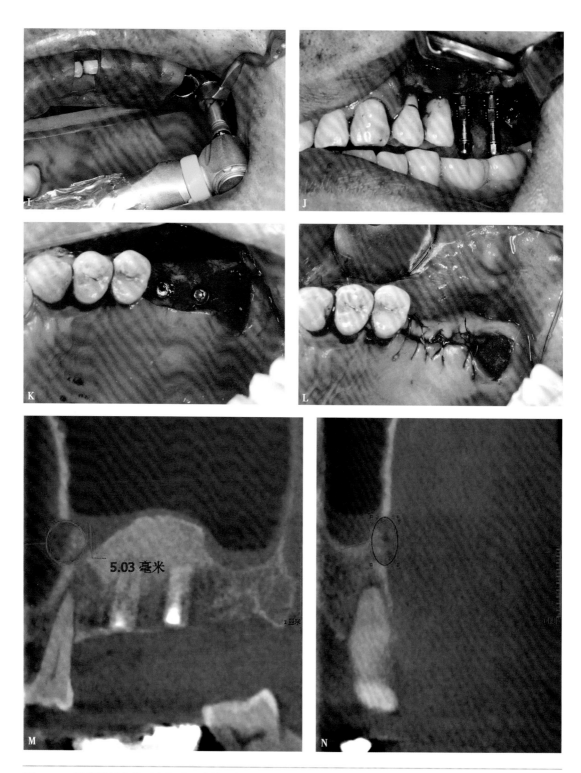

图 6-5-1　外科导板定位下在侧壁开窗位置抽取囊肿及种植手术

（南方医科大学口腔医院周腾飞医师供图）

A. CBCT 矢状位示在囊肿最低处避开 25 根尖设计侧壁开窗口；B. CBCT 冠状位示在囊肿最低处避开 25 根尖设计侧壁开窗口；C. 3D 打印出具有侧壁开窗定位及种植引导的导板；D. 26、27 处切开翻瓣后戴入导板；E、F. 使用匹配的环形钻嵌入导板中进行开窗；G、H. 注射液抽吸出淡黄色囊液；I. 导板引导下种植窝洞预备；J. 植入 2 颗 4.8mm×10.0mm 骨水平种植体；K. 旋入封闭螺丝；L. 行埋入式愈合；M、N. 术后 CBCT 矢状位（M）、冠状位（N）示囊肿塌陷变小，开窗口边缘与 25 根尖仍有 2～3mm 距离。

二、种植体移位或脱落

种植体脱落一般多见于上颌窦底可用骨高度及密度不足的病例。上颌窦底提升术后,被提升的黏骨膜随着患者的呼吸起伏,对下方的骨增量材料及种植体存在一定的作用力。如果种植体初期稳定性较差,术后肿胀反应导致创口开裂,或选择了穿龈愈合,就存在种植体从窝洞中脱落的可能性。当种植体发生松动脱落时,需要及时进行创口的探查和处理,复查CBCT评估上颌窦腔的情况,排除上颌窦炎等并发症,视情况择期重新种植。种植体向上颌窦腔内移位较多时,严重者可脱落到上颌窦腔内。若发生种植体掉入上颌窦腔内,应及时在鼻内镜辅助下取出。此外,由于种植体初期稳定性不足,在愈合过程中偶尔也会发生种植体移位,增加后续修复的难度,最终可能导致修复效果不佳(图6-5-2)。

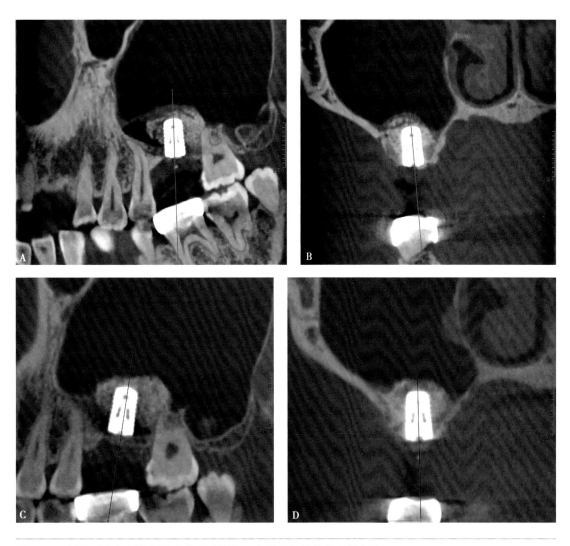

图6-5-2　侧壁开窗上颌窦底提升术后当日与6个月后种植体的位置变化
A. 术后当日CBCT矢状位示种植体位置;B. 术后当日CBCT冠状位示种植体位置;C. 6个月后CBCT矢状位示种植体向近中发生了移位;D. 6个月后CBCT冠状位示种植体向颊侧发生了移位。

三、良性阵发性位置性眩晕

良性阵发性位置性眩晕（benign paroxysmal positional vertigo，BPPV）是一种常见的源于内耳的眩晕症，典型症状是由头部角度、位置变化，引起短暂、强烈的眩晕和恶心。BPPV 发生的主要原因有手术创伤、术后感染及血管疾病等。在经牙槽嵴顶上颌窦底提升术时，由于患者头位的改变，在上颌窦底提升骨凿的敲击震动下，可能会导致耳石分离，分离的耳石进入后半规管而导致患者出现BPPV。对于发生 BPPV 的患者，主要是通过手法复位的方式，将脱落的耳石重新定位到胞囊中从而减缓症状，复位后患者的头部应避免剧烈运动，如眩晕持续存在，可以考虑药物治疗。

（尹无为　容明灯）

参考文献

1. PJETURSSON B E, LANG N P.Sinus floor elevation utilizing the transalveolar approach.Periodontol 2000, 2014, 66（1）: 59-71.

2. ZIJDERVELD S A, VAN DEN BERGH J P, SCHULTEN E A, et al.Anatomical and surgical findings and complications in 100 consecutive maxillary sinus floor elevation procedures.J Oral Maxillofac Surg, 2008, 66（7）: 1426-1438.

3. WEN S C, LIN Y H, YANG Y C, et al.The influence of sinus membrane thickness upon membrane perforation during transcrestal sinus lift procedure.Clin Oral Implants Res, 2015, 26（10）: 1158-1164.

4. LIN Y H, YANG Y C, WEN S C, et al.The influence of sinus membrane thickness upon membrane perforation during lateral window sinus augmentation. Clin Oral Implants Res, 2016, 27（5）: 612-617.

5. CHO S C, WALLACE S S, FROUM S J, et al.Influence of anatomy on Schneiderian membrane perforations during sinus elevation surgery: three-dimensional analysis.Pract Proced Aesthet Dent, 2001, 13（2）: 160-163.

6. AL-DAJANI M.Incidence, risk factors, and complications of Schneiderian membrane perforation in sinus lift surgery: a meta-analysis.Implant Dent, 2016, 25（3）: 409-415.

7. AL-DAJANI M.Recent trends in sinus lift surgery and their clinical implications.Clin Implant Dent Relat Res, 2016, 18（1）: 204-212.

8. PARK W B, HAN J Y, KANG P, et al.The clinical and radiographic outcomes of Schneiderian membrane perforation without repair in sinus elevation surgery. Clin Implant Dent Relat Res, 2019, 21（5）: 931-937.

9. URBAN I A, NAGURSKY H, CHURCH C, et al.Incidence, diagnosis, and treatment of sinus graft infection after sinus floor elevation: a clinical study. Int J Oral Maxillofac Implants, 2012, 27（2）: 449-457.

10. PARK W B, KANG K L, HAN J Y.Intraoral approach for sinus graft infection following lateral sinus floor augmentation with simultaneous implant placement: a clinical case series.J Oral Implantol, 2020, 46（3）: 253-262.

第七章 避开上颌窦黏膜病变的口腔种植手术

临床上,上颌后牙区牙槽骨高度不足是临床种植医师经常遇见的问题,经牙槽嵴顶及侧壁开窗上颌窦底提升术给患者提供了种植可行性方案,但部分患者同时还伴有上颌窦黏膜病变。Hsiao Y J 等对821例需要进行上颌窦底提升的患者的CBCT进行回顾性分析发现,37.21%的患者表现为黏膜病变的影像。王鸿烈教授等将上颌窦黏膜增厚及术前的慢性上颌窦炎列为上颌窦底提升术中穿孔的重要风险因素。避开上颌窦黏膜病变的种植,在一定程度上能减少上颌窦底提升所带来的风险。

因此,在上颌后牙区牙槽骨高度不足同时伴有上颌窦黏膜病变时,除了上颌窦底提升术,必要时我们还可以选择尽量避开上颌窦黏膜病变的种植操作,以减小风险。常见的方式有倾斜植入(包括常规的倾斜种植,以及颧骨种植或翼板种植)技术和短种植体的应用。其中,颧骨种植往往会穿通上颌窦,故不在本章中论述。

第一节 倾斜植入法

在一些上颌后牙区可用骨高度不足的病例中,上颌后牙区倾斜植入可作为上颌窦底提升术的一种替代选择方案,主要目的是避让上颌窦、鼻底等重要解剖结构,以及避让上颌窦病变;最大限度地利用剩余骨量和避免复杂骨增量手术,在缩短整个种植治疗周期的同时,又可增加种植体初期稳定性。随着倾斜种植体设计的改良,以及我们对倾斜种植技术的认识提高和数字化技术的发展,在许多特殊的临床案例中我们有了新的思路和可选方案。在临床上,我们可以充分发挥数字化技术的优势,以便最大限度地减少手术风险。

一、倾斜植入的方法

临床上常用的倾斜植入法有向上颌窦前壁倾斜和远中倾斜两种,有时根据骨的解剖结构也可行颊腭向倾斜种植。向上颌窦远中倾斜时也可植入上颌结节或翼板(图7-1-1),主要用于上颌后牙区骨量严重缺乏或因上颌窦病变而无法行上颌窦底提升术,以及为了获得初期稳定性进行即刻修复的病例。

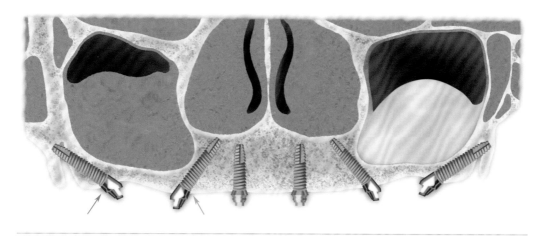

图 7-1-1　避开上颌窦黏膜病变的倾斜植入示意图

橙色箭头示远中倾斜植入，即翼板种植；绿色箭头示近中倾斜植入。

二、倾斜植入法的生物力学研究

生物力学稳定性对种植体及修复体长期成功至关重要。大多数关于倾斜植入生物力学研究的有限元分析均表明，当种植体倾斜时，骨所受的应力会增加。

（一）无牙颌倾斜植入的生物力学研究

Sannino G 等通过对上颌 "all-on-4" 的远端种植体的三种不同倾斜角度（15°、30°、45°）进行有限元分析，对种植体周产生的应力进行定位和量化比较。研究结果表明，各模型的应力位置和分布模式非常相似。在所有载荷模拟中，最大应力值均出现在远端种植体的颈部，且随着倾斜程度的增加，根尖的应力增加。15° 和 30° 模型的应力值无显著差异，但当种植体倾斜角度超过 45° 时，其在种植体 - 骨结合界面的应力分布明显增加，特别是在远端。因此，临床上无牙颌患者的倾斜种植体与其他种植体形成夹板连接，可能对远端倾斜种植体的应力有分散作用。许多临床研究证实，倾斜种植夹板式修复是临床上一种可靠的种植修复选择。

（二）单颗倾斜植入的生物力学研究

Anitua E 等对单颗倾斜植入的有限元分析表明，与种植体的长度、骨质类型、负重方式这些因素相比，对应力最具决定性的因素是倾斜角度。种植体倾斜 17° 时，骨所受到的 von Mises 应力增加 1 倍；倾斜角度增加到 45° 时，种植体受到的力最大（高达 1 300%）。因此，从生物力学的观点来看，单颗种植体的倾斜植入在力学上和多基牙固定桥修复不同，当倾斜角度过大时，并不是一个很适合的选择。

（三）悬臂的生物力学研究

倾斜植入往往与悬臂息息相关，近远中的倾斜植入必然导致腭侧或颊侧悬臂。有时倾斜植入可以减小悬臂长度；但在有些临床情况下，倾斜植入相比上颌窦底提升，反而增加了悬臂（图 7-1-2）。

Kucukkurt S 等学者使用由患者 CBCT 数据创建的 3D 模型研究证明，悬臂模型在所有模型中成功率最低,医师应尽一切努力避免使用悬臂修复。如倾斜植入可减小悬臂长度,则可能会产生更好的载荷分布,更具有生物力学优势(图 7-1-3)。我们在倾斜植入时要从生物力学的角度去设计,将悬臂的长度考虑进去,尽量减少或避免悬臂。

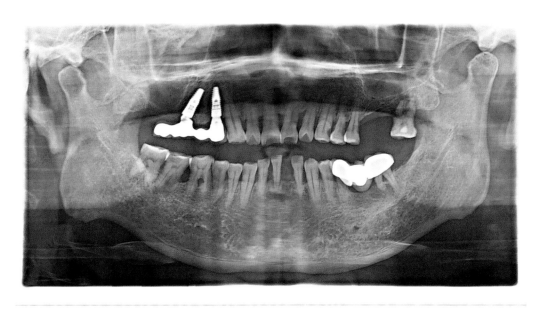

图 7-1-2　全口牙位曲面体层片示 16 倾斜植入修复后形成悬臂

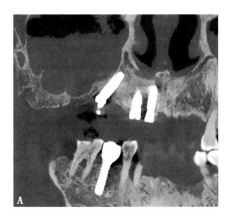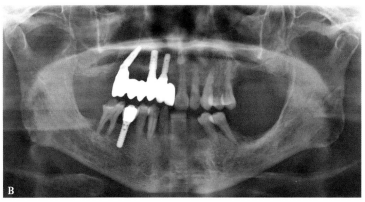

图 7-1-3　右侧上颌窦炎患者使用倾斜植入法避开上颌窦病变
A. 16 倾斜植入以避开上颌窦病变;B. 该病例的倾斜植入设计并未增加悬臂。

多基牙固定桥修复时,常见的悬臂往往在近远中方向,但我们容易忽略颊腭向的悬臂,尤其是单冠修复时,颊腭向或近远中向的悬臂会增加冠脱落、崩瓷、基台折断等修复并发症(图 7-1-4)。

因此,在临床病例中,当患者存在诸如磨牙症或骨质疏松等生物力学危险因素时,种植体的倾斜度不要太大,需要设计较短的悬臂,或增加种植体数量来保证骨 - 种植体的应力分布;尤其是在单冠修复时,倾斜角度尽量不要超过 17°。

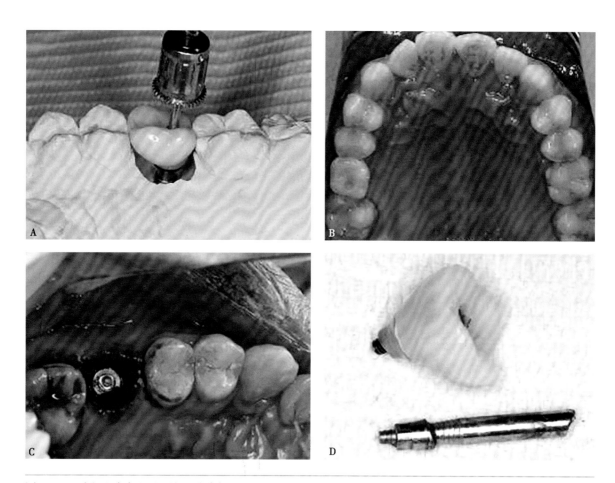

图 7-1-4　近中悬臂造成不利的咀嚼受力导致基台折断

A. 修复模型示种植体的轴向偏向远中；B. 口内照示种植体穿出点偏向牙冠的远中；C. 牙冠取下后，口内见折断的基台仍固定在种植体上；D. 上方为牙冠及折断基台的冠方部分，下方为取出折断基台的接口部分。

（四）倾斜植入法对种植体存留率影响的研究

Chrcanovic B R 等研究发现，种植体倾斜角度对种植体失败率和边缘骨吸收无显著影响。倾斜种植体表现出与轴向种植体相似的存留率与成功率，种植体的存活率和种植体边缘骨丢失均不受种植体倾斜角度的影响。这获得了许多研究者的认同，但这些研究大多数是多基牙或无牙颌联冠修复。而单冠种植修复，则需要考虑三维位点对修复体的长期稳定性和种植体颈部受力的影响，当种植体倾斜角度过大，可能会出现冠脱落或螺丝松动、折断，甚至种植体颈部折裂等机械并发症，从而影响种植体骨结合的稳定性。因此，要尽量避免单冠倾斜植入法的使用，必要时使用种植外科导板以减少倾斜度。

三、倾斜植入法的临床要点

倾斜植入具有一定的技术敏感性，倾斜角度及避开上颌窦病变的植入方向控制是植入的主要难点。为了最大限度地减少与种植治疗相关的手术和修复风险，医师往往会采用一些辅助手段，常见有"自由手"操作的倾斜种植、数字化外科导板引导下的倾斜种植、数字化动态导航引导下的倾斜种植三种。笔者团队在临床实践的基础上，总结了以下技巧。

（一）"自由手"操作的倾斜种植

该方法适用于临床经验丰富的医师。经验不足的医师需要在术前做好预案，如上颌窦侧穿或穿通的判断及补救方法，术前要评估手术难度。

1. 术前预判　在术前，手术医师需要仔细分析影像学表现，根据术前 CBCT 及上颌窦的骨性解剖标志，对种植体倾斜的角度与穿出位置进行设计。常见的解剖标志有骨性膨隆、拔牙窝、邻牙，以及牙槽嵴顶的骨凹陷等，上颌窦前壁处的骨性突起也可作为前界的解剖标记（图 7-1-5）；同时，将 CBCT 与患者口内解剖相结合，进行最终的位点及倾斜角度设计，也可术前植入支抗钉进行拍片，辅助术中的定点。

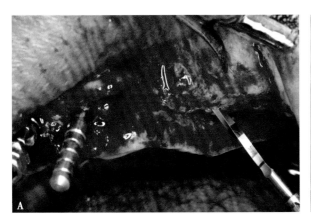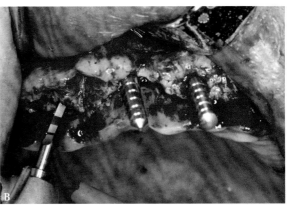

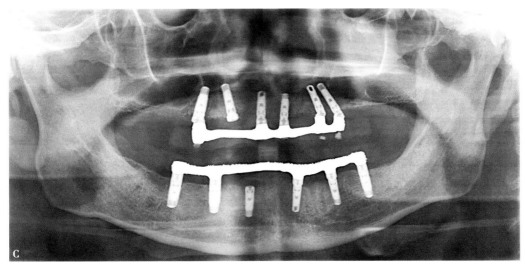

图 7-1-5　根据骨性结构实现 16、26 种植体在"自由手"操作下的倾斜种植
A. 26 参考上颌窦前壁骨性突起确定钻针进入方向；B. 16 参照 15 拔牙窝位置进行"自由手"的倾斜备洞；C. 术后全口牙位曲面体层片示 16、26 倾斜植入的种植体未进入上颌窦腔。

2. 术中判断　术中手术医师需要判断骨密度的变化，这对经验不足的医师来说可能相对较难，需要非常细腻的手感。当钻针接近上颌窦底处的骨皮质时，骨密度相应增加，术者的手感阻力增大；当钻针有一侧穿透上颌窦骨皮质时，会有类似骨板侧穿的半落空感觉；当钻针完全穿透上颌窦骨皮质时，则有明显落空的感觉。术中可使用带有角度的器械，如角度尺、无牙颌简易导板等辅助器械，判断钻针备洞的角度是否与术前设计的角度保持一致。

3. 术后判断　术后主要通过 CBCT 检查来进行判断,如发现与术前设计不符或出现穿通,仔细查看种植体穿通到上颌窦腔的程度,是否触及上颌窦的病变区域,根据具体情况及时进行角度调整,必要时行侧壁开窗上颌窦底提升进行补救。

（二）数字化外科导板引导下的倾斜种植

1. 数字化外科导板引导下的倾斜种植的优点　数字化种植外科导板根据使用流程可分为全程导板和半程导板。研究表明数字化外科导板的精度高于"自由手"种植操作。对于难度较高的病例,可采用数字化外科导板使倾斜种植精准地避开上颌窦病变的区域。医师在术前进行数字化设计,对患者的种植风险进行评估,根据修复体的位置和牙槽骨与上颌窦的解剖位置关系来确定种植体的穿出位置及倾斜角度,达到尽量减小或避免悬臂,同时避开病变上颌窦的效果（详见本部分的两个病例）。

2. 数字化外科导板引导下的倾斜种植的缺点　目前,数字化外科导板的精度已基本能满足临床的需要,但依然存在以下缺陷。

（1）需要专门的导板工具盒,且不同的种植系统之间无法通用。

（2）术中无法更改导板的方案,一旦发现导板存在较大误差时,只能停止使用。

（3）外科导板影响手术视野,且在后牙区的应用中常受患者开口度的限制。

（4）导板的遮挡还会影响种植窝洞预备中术区的冷却效果。

因此,在使用前要充分考虑其优缺点进行选择,术前要做好预案,必要时更换为"自由手"操作。

（三）数字化动态导航引导下的倾斜种植

1. 数字化动态导航引导下的倾斜种植的优点　近些年来,数字化动态导航技术也逐渐应用于种植临床,实现了种植手术中实时导航的目标,增加了手术的安全性和可预测性,可较好地引导种植体的倾斜植入,减少并发症等。其优点还包括以下内容。

（1）手术中可以随时调整和更改手术计划。

（2）比静态导板的冷却更充分,降低热损伤的风险。

（3）不需要额外的导航工具盒。

（4）减少了对开口度的要求。

2. 数字化动态导航引导下的倾斜种植的缺点　在颧种植、倾斜种植等特殊种植手术中,动态导航系统有着明显的技术优势。但现阶段动态实时导航在口腔种植手术中的运用仍存在以下缺点。

（1）患者需要佩戴额外定位装置而存在不适感。

（2）术前需要对导航系统的装置进行较为复杂的标定和配准等。

（3）导航系统的装置在临床操作中的灵敏度仍需要提升。

（4）导航系统的装置较为昂贵,占用手术室的空间仍较大。

这些不足均限制了数字化动态导航系统的普及化。简化导航系统的使用流程及灵敏度,将会是导航系统未来的优化方向之一。

病例：数字化外科导板引导下的倾斜种植

患者，男性，65岁。右侧上颌后牙部分缺失，伴有牙松动，影响咀嚼，要求种植修复。检查发现患者有严重的右侧上颌窦慢性炎症，拔除14（图7-1-6），并建议先到耳鼻咽喉科治疗右侧上颌窦慢性炎症；拔牙后，患者未按预约时间复查。1年后患者自行前来复查，自诉未到耳鼻咽喉科诊治右侧上颌窦炎，复查CBCT示右侧上颌窦腔仍然为充满型的低密度影像。患者强烈要求先种植修复，与患者沟通后，制订了避开上颌窦病变区的倾斜种植治疗方案，再次叮嘱患者及时治疗上颌窦炎。

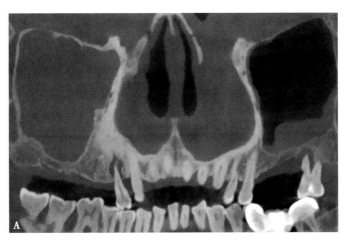

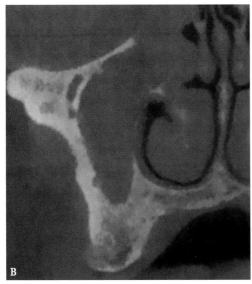
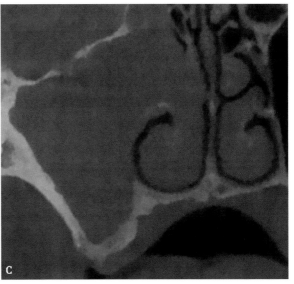

图7-1-6　患者初诊右侧上颌窦CBCT

A. CBCT示右侧上颌窦低密度影像充满整个窦腔；B. CBCT冠状位示15骨高度约10mm；C. CBCT冠状位示17骨高度约2mm。

主诉：右侧上颌后牙缺失近2年。

现病史：近2年前，患者在外院拔除右侧上颌后牙，影响咀嚼，偶有鼻塞、流涕等症状。

临床检查：颌面部对称，双侧颞下颌关节无弹响，开闭口正常；14—17缺失，咬合空间偏小。

影像学检查：CBCT 检查示 14、16 间可用骨高度为 10～12mm，可用骨宽度 8mm，17 可用骨高度约 2mm，右侧上颌窦低密度影像充满整个窦腔（图 7-1-7）。

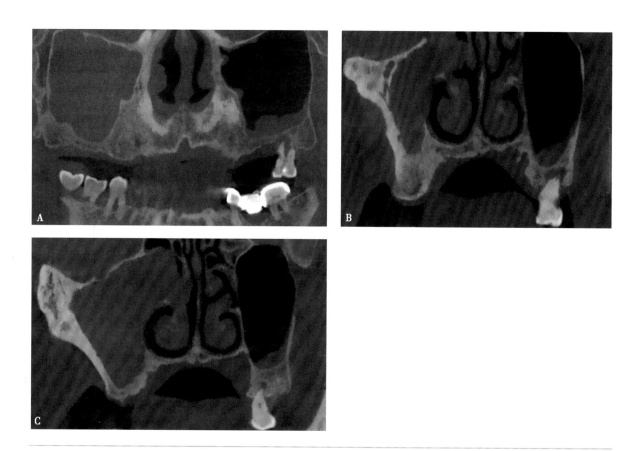

图 7-1-7　慢性上颌窦炎患者 1 年后复查时的 CBCT
A. CBCT 示右侧上颌窦低密度影像仍充满整个窦腔；B. CBCT 冠状位示 14、16 间可用骨高度为 10～12mm；C. CBCT 冠状位示 17 可用骨高度约 2mm。

临床诊断：上颌牙列缺损，右侧慢性上颌窦炎。

治疗计划：①强烈建议患者到耳鼻咽喉科诊治右侧上颌窦炎；②数字化外科导板下行 14、16 种植修复。

临床操作：数字化外科导板设计，14 设计为常规轴向植入，16 为倾斜植入。设计完成后，局麻下使用数字化外科导板引导，14 植入 1 颗 4.1mm×12.0mm 种植体，16 倾斜植入 1 颗 4.8mm×12.0mm 种植体，避开右侧上颌窦及上颌窦炎症对种植体骨结合的不良影响，术程顺利，于术后 4 个月完成最终修复（图 7-1-8）。

讨论：根据 CBCT 影像及临床症状，本病例可诊断为右侧慢性上颌窦炎，如进行常规轴向植入，需要先治疗上颌窦炎，治疗周期可能较长，相对延长了患者的缺牙周期，加上患者心理恐惧，未能接受上颌窦炎的治疗。由于 16、17 区骨高度不足，在未治愈前不可进行轴向种植。而选择倾斜种植避开上颌窦，既能避开上颌窦病变带来的并发症风险，也能缩短修复缺失牙的治疗周期。倾斜种植的种植体

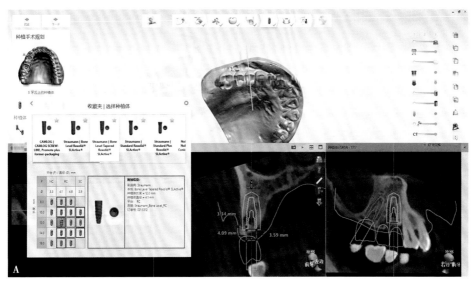

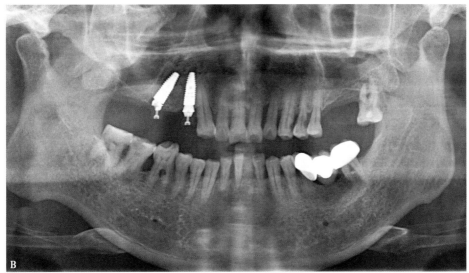

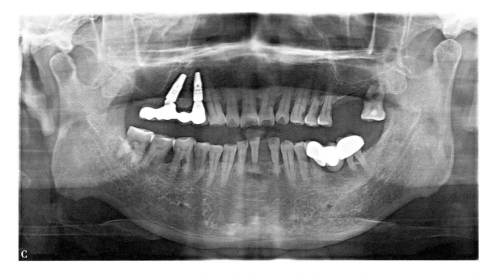

图 7-1-8　数字化外科导板引导下完成种植体植入

A. 数字化外科导板软件设计种植体的植入位置；B. 术后全口牙位曲面体层片示 16 倾斜种植体精准地避开了右侧上颌窦；C. 种植修复完成后全口牙位曲面体层片示 14—17。

能全部植入自体骨内,可获得更加稳定可靠的骨结合,未来修复效果可预期。初始计划是修复到16,待患者上颌窦炎治愈后再行17种植。但患者强烈要求修复17,医师告知17的悬臂过大,将增加种植修复体在使用过程中出现并发症的风险,例如螺丝松动、螺丝及基台折断、冠崩瓷等,患者表示愿意承担风险,综合考量,先给予14—17的修复,尽快恢复右侧咀嚼功能,建议患者必要时拔除48。

病例:"自由手"操作的倾斜种植

患者,女性,25岁。左侧上颌后牙龋坏1年余,影响咀嚼,要求种植修复。患者有过敏性鼻炎病史,时有鼻塞、流涕及打喷嚏症状,CBCT检查示左侧上颌窦炎,建议转耳鼻咽喉科对症治疗。拔除左侧上颌后牙后3个月复诊种植咨询,CBCT检查示左侧上颌窦炎症仍然存在(图7-1-9),患者随后到耳鼻咽喉科诊治。1个月后复查CBCT示左侧上颌窦炎症影像有加重的表现(图7-1-10),考虑患者过敏性鼻炎难以控制,且患者有生育计划,希望尽早完成种植修复,便采用倾斜植入法完成种植修复。

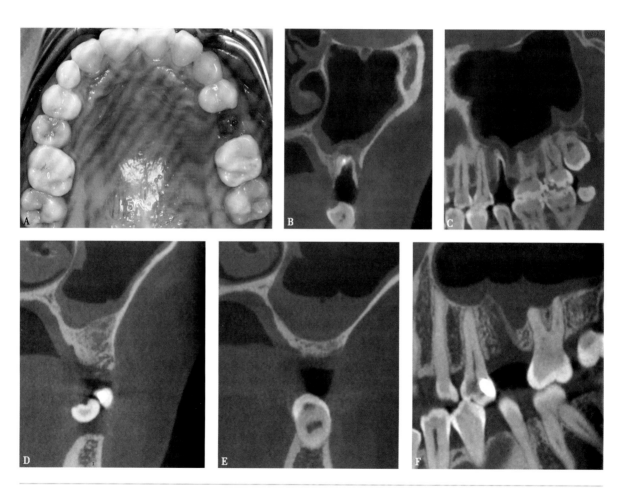

图7-1-9　25拔除前口内照及拔牙前后CBCT

A. 25缺损及龈下;B. CBCT示25根尖周阴影,与窦底黏膜仅有薄层骨间隔;C. CBCT示左侧上颌窦黏膜轻度增厚;D. 拔牙后3个月CBCT示25近中面处骨高度约8～10mm;E. 拔牙后3个月CBCT示25远中面骨高度约3～4mm;F. CBCT示左侧上颌窦腔见鼻窦分泌物影像,考虑慢性过敏性上颌窦炎。

主诉：左侧上颌后牙拔除3个月。

现病史：3个月前，患者左侧上颌后牙龋坏，影响咀嚼，要求种植修复。检查发现左侧过敏性上颌窦炎，遂转诊耳鼻咽喉科治疗。对症治疗1个月后，效果不佳。患者仍诉求尽早种植修复。

临床检查：无颌面部肿胀，面部对称，双侧颞下颌关节弹响。25缺失，牙龈质地厚韧，附着龈宽度约3mm，余牙牙周情况良好。

影像学检查：CBCT检查示25残根，存在根尖周低密度影，左侧上颌窦黏膜轻度增厚（图7-1-10）。

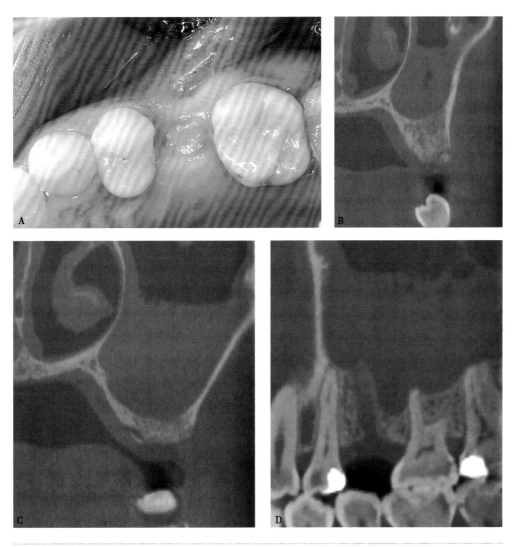

图7-1-10　25拔牙3个月后口内照及CBCT
A. 口内照示25缺牙区牙龈质地恢复良好；B～D. CBCT冠状位（B、C）、矢状位（D）示左侧上颌窦内过敏性分泌物较1个月前明显增多。

临床诊断：25牙体缺失，左侧上颌窦炎（过敏性）。

治疗计划：①25倾斜种植；②必要时行侧壁开窗上颌窦底提升术；③耳鼻咽喉科协同治疗。

临床操作：局麻下在25牙槽嵴顶处切开、翻瓣，检查见25拔牙窝骨质愈合尚可，偏25近中倾斜备洞,倾斜植入 1 颗 4.0mm×8.0mm 种植体,埋入式愈合,严密缝合;术后 CBCT 示种植体的植入方向与预期一致,未触及上颌窦腔及邻牙牙根(图 7-1-11)。

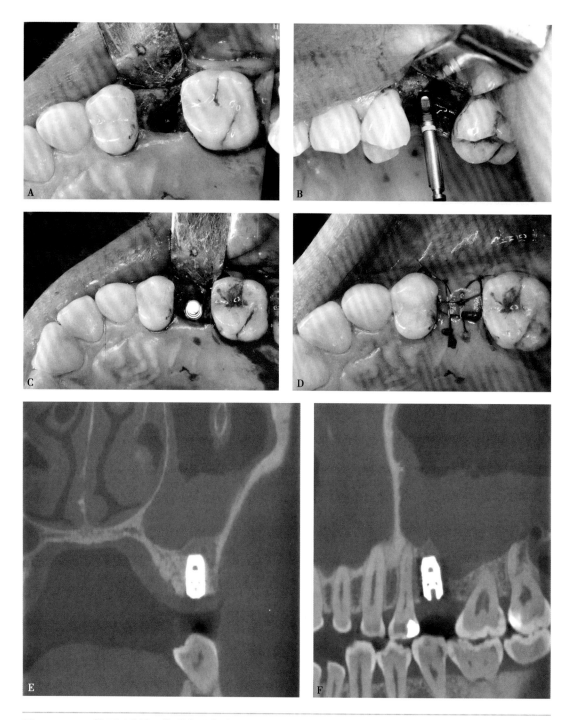

图 7-1-11　25 缺牙区种植一期手术及术后 CBCT
A. 偏近中定点逐级备洞;B. 侧面检验窝洞预备的轴向;C. 植入种植体后,𬌗面检验窝洞预备的位点;D. 种植体埋入式愈合,严密缝合手术创口;E. 术后 CBCT 冠状位示种植体颊舌侧位置;F. 术后 CBCT 矢状位示种植体近远中向位置。

　　3 个月后复查,X 线检查示 25 种植体周骨结合良好,遂行二期手术暴露种植体,术中见种植体牙槽嵴顶处周围骨质愈合良好,待软组织愈合后取模转移,完成种植修复(图 7-1-12)。

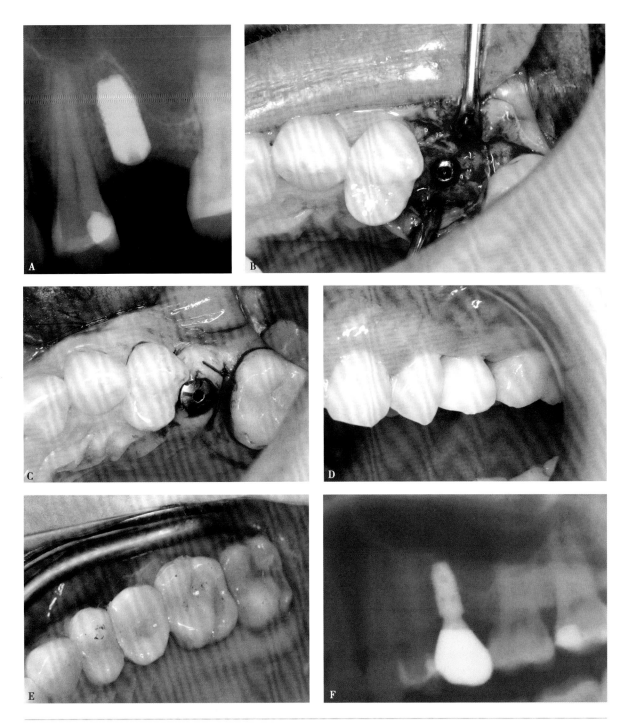

图 7-1-12　种植二期手术及修复完成

A. 二期手术前根尖片；B. 二期手术翻瓣口内照；C. 愈合基台就位后对位缝合；D. 戴牙当日口内照左侧面观；E. 戴牙当日口内照殆面观；F. 戴牙后影像学表现示 25 骨结合良好，基台及冠就位良好。

　　讨论：过敏性鼻炎容易引起上颌窦黏膜广泛性增厚及上颌窦腔分泌物。该病例中，患者有过敏性鼻炎病史，加上正值秋冬换季，有鼻塞、流涕及打喷嚏症状，考虑患者上颌窦炎与过敏性鼻炎相关。虽然患者 25 为慢性根尖周炎，且炎症距离上颌窦底较近，但上颌窦黏膜是广泛增厚而不是以病灶牙为中心的局限性增厚。因此，拔除病灶牙后，由过敏性鼻炎所引起的上颌窦黏膜病变并没有得到缓解。患者经耳鼻咽喉科治疗 1 个月后，黏膜增厚不但没有缓解，窦腔内的过敏性分泌物反而增多，施行上颌窦底提升手术的风险极大。因患者强烈要求先尽快施行种植手术，再择期进一步耳鼻咽喉科治疗，故我们在充分告知风险并知情同意的情况下，在现有骨质条件下小心地进行种植体倾斜植入，未导致上颌窦底骨质的穿通，种植体获得了良好的骨结合，最终得到了良好的种植修复效果，这确实需要一定的临床经验。本病例倾斜角度不大，故种植体穿出点尚可，无明显的修复体悬臂。但临床上我们如遇到相似病例时，在术前设计倾斜角度的过程中要考虑未来修复后颊舌向的悬臂，如倾斜角度过大，造成近远中向悬臂较大，未来修复后出现机械并发症的概率增大。

第二节　短种植体的临床应用

关于短种植体的概念，早期把长度小于 10mm 的种植体认为是短种植体，随着种植体表面处理的进步及表面设计的发展，对短种植体的概念也有了更新。第六届国际口腔种植学会（International Team for Implantology，ITI）共识会议及《口腔种植学词典》认为，小于或等于 6mm 的种植体才被视为短种植体。因此，本章节围绕小于或等于 6mm 的短种植体来进行讨论。短种植体是上颌后牙区可用骨高度不足时，除上颌窦底提升术和种植体倾斜植入法外的另一种选择，尤其是伴有上颌窦黏膜病变时；但相比倾斜植入法，短种植体对拟植入位点剩余骨量的要求更高，需要一定的骨高度和骨宽度，来确保种植体有足够的直径和一定的长度，尽量减少冠根比，以及抵抗颈部折断等风险。

短种植体的循证医学研究

（一）短种植体联冠修复效果较单冠种植修复可靠

有研究表明，短种植体与常规种植体的短期与长期的存留率及颈部骨吸收量在统计学上无显著差异。但相关研究纳入的病例大多数为种植体支持式固定桥设计。Ravida 等通过大量的文献搜索，筛选出 19 项研究共 910 颗短种植体，随访 5 年后，发现联冠的机械并发症及种植体失败率较单冠修复更少，平均生存率较高（94.1%）。Hadzik J 等通过对短种植体单冠修复与常规种植体同期行上颌窦底提升术植骨进行长达 7 年的随访研究，发现与常规种植体相比，短种植体单冠修复的种植体存活率（87%）明显较长种植体单冠修复后的种植体存留率（100%）低。

（二）短种植体在上颌窦黏膜病变患者中的使用仍需要谨慎

与采用常规长度种植体同期行上颌窦底提升术相比，采用短种植体种植具有技术敏感性相对较低、外科并发症少、修复周期短等优点。对一些上颌窦黏膜病变的患者更是如此，此时考虑采用短种植体同期行经牙槽嵴顶上颌窦底提升术来代替侧壁开窗上颌窦底提升术，以减小手术风险与并发症；酌情选择短种植体以减少经牙槽嵴顶提升的高度或避免上颌窦底提升术操作（详见本节的两个病例）。

在多颗牙缺失时,联冠修复有相对可靠的临床效果。但在上颌后牙区Ⅳ类骨且剩余骨量严重不足时,小于 6mm 的短种植体在单冠修复时需要持谨慎态度。在选用短种植体时,尽量选择直径大于4.5mm 的种植体,其理论依据是增加种植体直径比增加种植体长度更能有效地减少应力。在骨宽度有限的上颌后牙区,应谨慎使用直径较小的短种植体进行单冠修复。

病例:短种植体在上颌窦黏膜病变患者中的应用

患者,男性,29 岁。5 个月前,患者因龋坏拔除左侧上颌后牙,影响咀嚼,要求种植修复,自诉无头痛、鼻塞、流涕等症状,术前 CBCT 检查示左侧上颌窦囊肿,患者不接受上颌窦囊肿摘除术和上颌窦底提升术,希望微创种植。

主诉:左侧上颌后牙缺失 5 个月。

现病史:5 个月前,患者拔除左侧上颌后牙,要求种植修复,自诉无头痛、鼻塞、流涕等症状。

临床检查:颌面部对称,双侧颞下颌关节未触及弹响。26 缺失,牙龈质地良好,附着龈宽度为3mm,邻牙未见明显移位,咬合空间尚可。

影像学检查:CBCT 检查示 26 缺牙区骨密度偏低,骨宽度约 10mm,可用骨高度约 7mm,缺牙区对应的左侧上颌窦腔内见一半圆形囊肿影像,大小约 21.0mm×19.0mm×16.5mm,左侧上颌窦开口通畅(图 7-2-1)。

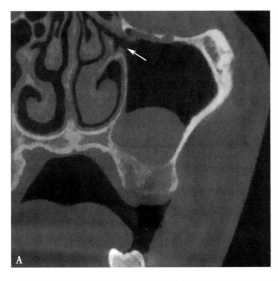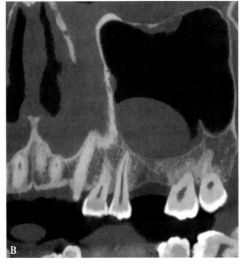

图 7-2-1　左侧上颌窦囊肿 CBCT
A. CBCT 冠状位示左侧上颌窦囊肿约占上颌窦腔 1/3 以上的空间,上颌窦开口通畅(箭头示);B. CBCT 矢状位示上颌窦囊肿位于 24—27 相对应的窦底上方。

临床诊断:上颌牙列缺损,左侧上颌窦囊肿。

治疗计划:拟采用短种植体种植替代上颌窦底提升,以避开上颌窦囊肿。

临床操作:局麻下 26 牙槽嵴顶切开,翻全厚瓣,逐级备洞,深度达 6.5mm 后,植入 1 颗 6.0mm×5.7mm

种植体,埋入式愈合。5个月后,26种植体获得良好骨结合,遂行二期手术,术后2周,行26种植体转移修复(图7-2-2)。

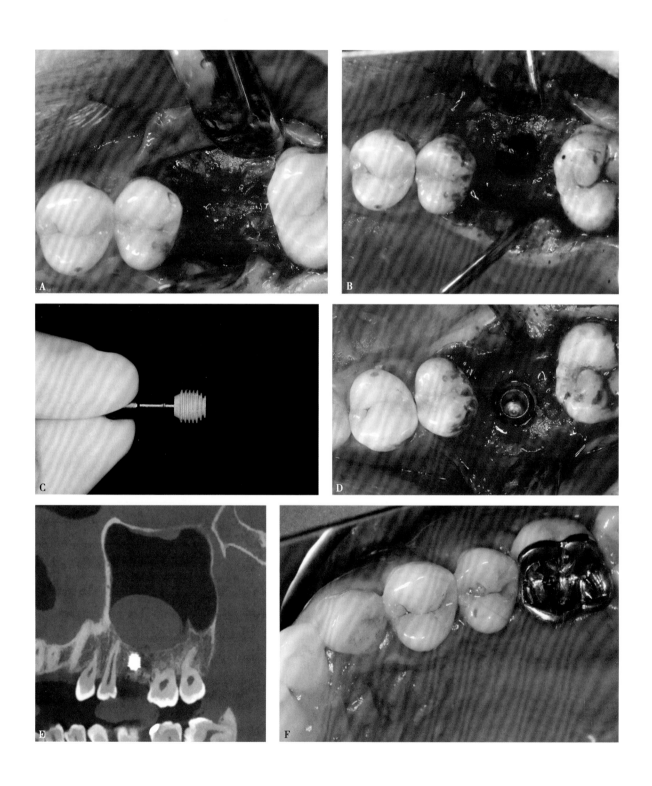

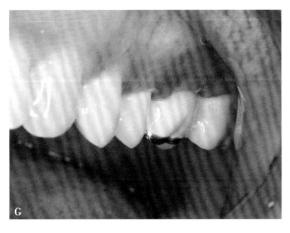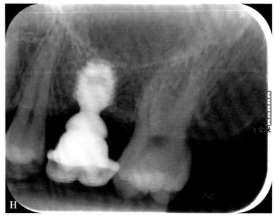

图 7-2-2　26 避开左侧上颌窦囊肿种植

（南方医科大学口腔医院李少冰医师供图）

A. 26 切开翻瓣；B. 26 备洞完成；C. 拟植入种植体；D. 26 种植体植入后𬌗面观；E. CBCT 矢状位示 26 种植体与左侧上颌窦囊肿的位置关系；F. 26 戴牙后𬌗面观；G. 26 戴牙后颊面观；H. 戴牙后 2 年根尖片示 26 骨结合稳定。

讨论：该病例初步诊断为左侧上颌窦囊肿，26 可用骨高度约 7mm。在上颌窦开口通畅的情况下，此病例也可以选择经牙槽嵴顶提升 1～2mm，植入 8mm 种植体，但在行经牙槽嵴顶上颌窦底提升术时，患者有明显敲击不适感，并且 26 种植位点位于囊肿基底的中心区，从影像学表现中可观察到该囊性物具有一定的张力，如采用保留囊肿的经牙槽嵴顶上颌窦底提升术，则发生上颌窦囊肿破裂的风险较高。行侧壁开窗上颌窦底提升术同时摘除囊肿是较为稳妥的操作，但该患者对上颌窦底提升术具有一定的恐惧心理。结合该患者可用骨宽度足够，26 缺牙区的颌间距无明显异常等因素下，医师采用了短种植体植入，避免行上颌窦底提升术，相对降低了种植手术的风险。

病例：短种植体辅助经牙槽嵴顶上颌窦底提升术的临床应用

患者，男性，51 岁。左侧上颌后牙缺损 3 个月余，要求种植修复。自诉无头痛、鼻塞、流涕等症状，有长期吸烟史（<10 支 /d）。术前 CBCT 检查示左侧上颌窦黏膜呈半球样增厚，综合评估及与患者沟通后，采用短种植体行保留囊肿的经牙槽嵴顶上颌窦底提升术，最终完成修复。

主诉：左侧上颌后牙缺失 3 个月余。

现病史：3 个多月前，患者因牙周炎拔除左侧上颌后牙，影响咀嚼，要求种植修复。

临床检查：颌面部对称，双侧颞下颌关节未触及弹响。口腔卫生状况不良，牙龈轻微红肿，探及龈下结石，探诊深度为 3～6mm，附着丧失为 1～4mm，27 缺失，咬合空间未见异常；26 为烤瓷冠修复，无叩痛。

影像学检查：CBCT 示左侧上颌窦开口通畅，25—27 区域上颌窦黏膜呈半球样增厚，最高处约 15mm；27 缺牙区骨质较疏松，骨密度较低，为Ⅳ类骨，可用骨高度约 5.6mm。26 未行完善根管治疗，存在少许根尖周阴影（图 7-2-3）。

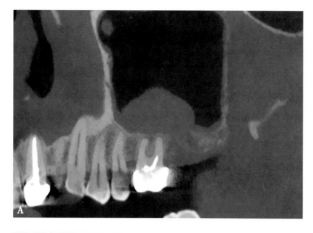
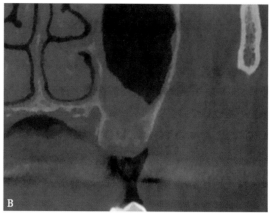

图 7-2-3　缺牙区 CBCT

A. CBCT 示 27 缺失,左侧上颌窦底黏膜呈半球样增厚,未见蒂及基底样形态;B. CBCT 示 27 缺牙区骨质疏松,骨密度低,为Ⅳ类骨,可用骨高度约 5.6mm。

　　临床诊断:上颌牙列缺损,慢性牙周炎(广泛型,Ⅲ期,B 级),左侧上颌窦囊肿,26 慢性根尖周炎。

　　治疗计划:鉴于左侧上颌窦无急性炎症表现,在告知患者相关风险后,拟完成牙周炎系统治疗,行经牙槽嵴顶上颌窦底提升术同期植入短种植体。建议 26 拆冠后进行完善的根管治疗,评估后再重新修复。由于 26 存在拆冠后拔除的风险,患者在 26 无明显不适的情况下不接受拆冠后根管治疗。

　　临床操作:局麻下,27 牙槽嵴顶切开、翻瓣,种植窝洞预备深度约 5mm 时,改用上颌窦底提升骨凿,行经牙槽嵴顶上颌窦底提升术,提升高度约 2mm,植入自体骨屑,同期植入 1 颗 6mm×6mm 短种植体,置入较宽的愈合基台,以防止种植体掉入上颌窦,并采用埋入式愈合。术后 CBCT 示种植体植入方向及位置良好,27 相应的上颌窦底提升了 2mm 的高度,种植体根部上方的自体骨屑隐约可见,未见明显的上颌窦黏膜穿孔的影像学表现,囊肿大小未见异常变化(图 7-2-4)。

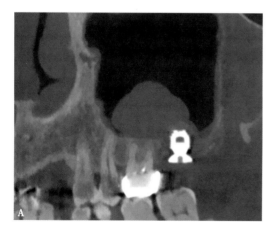
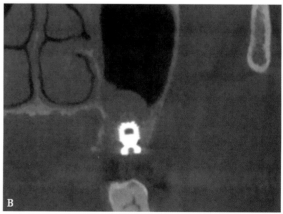

图 7-2-4　27 种植后 CBCT

A. 27 行经牙槽嵴顶上颌窦底提升术同期种植,CBCT 示种植体植入位点不在囊肿的中心点;B. CBCT 示种植体三维位置良好。

27 种植体植入后 6 个月,行种植二期手术。27 二期手术后 2 周,行种植转移操作,并最终完成修复。修复后根尖片示种植体周骨水平稳定,修复体密合到位,26 牙体病变未见加重,建议患者不适随诊(图 7-2-5)。

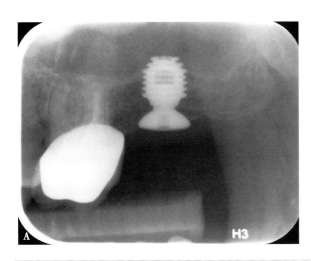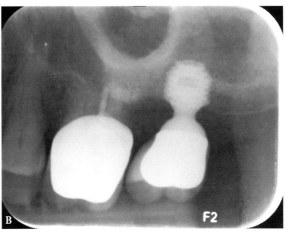

图 7-2-5　6 个月后影像学表现
A. 影像学表现示 27 种植体植入 6 个月后; B. 影像学表现示 27 种植体周骨水平稳定,冠就位良好。

　　讨论:该病例左侧上颌窦病变根据 CBCT 的影像学表现,考虑为上颌窦囊肿合并黏膜增厚,可用骨高度约 5.6mm,窦底平坦。如按照常规植入方案,在上颌窦开口通畅的情况下,可选择侧壁开窗上颌窦底提升术判断病变性质。如为囊肿,则术中摘除囊肿,再行提升植骨。如为黏膜增厚,则按程序进行上颌窦底提升术、植骨,同期植入 10mm 种植体。基于经济及心理承受能力,患者不接受侧壁开窗上颌窦底提升术。根据 2014 年的 ITI 共识,在牙槽嵴的骨宽度充分、骨高度大于等于 6mm、窦底相对平坦时,可以通过经牙槽嵴顶上颌窦底提升术增加 2～4mm 的骨高度。因此,本病例从减少患者心理及经济负担的角度出发,再结合 27 缺牙区骨质密度低的情况,选择经牙槽嵴顶上颌窦底提升术＋短种植体同期植入,通过提升达到挤压骨密度的效果,通过适当增加种植体长度及直径来获得更高的成功率。但由于经牙槽嵴顶上颌窦底提升术操作时,医师不能准确地判断上颌窦病变的性质、病变内有无感染物质,尽量避免上颌窦黏膜穿孔才是此病例种植成功的重点。因此,术中操作过程应始终保持谨慎小心预备,同时在敲击时力度要尽量轻柔,提升高度仅为 2mm,也未植入骨增量材料。再加上 27 提升的部位仅仅在囊肿远中的边缘区,故本次操作避免了上颌窦黏膜穿孔发生,减少了对病变上颌窦黏膜的激惹。

(郭泽鸿　宁颖圆　徐淑兰)

1. HSIAO Y J, YANG J, RESNIK R R, et al.Prevalence of maxillary sinus pathology based on cone-beam computed tomography evaluation of multiethnicity dental school population.Implant Dent, 2019, 28（4）: 356-366.

2. SANNINO G.All-on-4 concept: a 3-dimensional finite element analysis.J Oral Implantol, 2015, 41（2）: 163-171.

3. ANITUA E, LARRAZABAL SAEZ DE IBARRA N, MORALES MARTÍN I, et al.Influence of implant tilting and length on the biomechanics of single-tooth restoration: a finite element analysis in atrophic mandible.Dent J（Basel）, 2022, 10（5）: 77.

4. KÜÇÜKKURT S, ALPASLAN G, KURT A.Biomechanical comparison of sinus floor elevation and alternative treatment methods for dental implant placement.Comput Methods Biomech Biomed Engin, 2017, 20（3）: 284-293.

5. CHRCANOVIC B R, ALBREKTSSON T, WENNERBERG A.Tilted versus axially placed dental implants: a meta-analysis.J Dent, 2015, 43（2）: 149-170.

6. JUNG R E, AL-NAWAS B, ARAUJO M, et al.Group 1 ITI consensus report: the influence of implant length and design and medications on clinical and patient-reported outcomes.Clin Oral Implants Res, 2018, 29（Suppl 16）: 69-77.

7. THOMA D S, HAAS R, SPORNIAK-TUTAK K, et al.Randomized controlled multicentre study comparing short dental implants（6 mm）versus longer dental implants（11-15 mm）in combination with sinus floor elevation procedures: 5-Year data.J Clin Periodontol, 2018, 45（12）: 1465-1474.

8. RAVIDÀ A, BAROOTCHI S, ASKAR H, et al.Long-term effectiveness of extra-short（≤ 6 mm）dental implants: a systematic review.Int J Oral Maxillofac Implants, 2019, 34（1）: 68-84.

9. HADZIK J, KUBASIEWICZ-ROSS P, NAWROT-HADZIK I, et al.Short（6 mm）and regular dental implants in the posterior maxilla-7-Years follow-up study.J Clin Med, 2021, 10（5）: 940.

第八章　上颌窦黏膜病变的口腔种植临床策略

由炎症或引流通道堵塞等导致上颌窦黏膜发生的各种病变,如黏膜病理性增厚、囊性病变、窦腔气 - 液平面及恶性肿瘤等,均会增加种植治疗的难度、风险及并发症等。随着口腔数字化种植技术的不断进步,上颌窦底提升术也得到了一定的发展。不少学者将计算机辅助设计与计算机辅助制造(computer aided design and computer aided manufacturing, CAD/CAM)的手术导板应用在上颌窦底提升术中,大大降低了上颌窦黏骨膜穿孔的发生率。又如近些年短种植体的使用,在一定程度上避免了部分患者行上颌窦底提升术。尽管如此,目前仍有许多伴有上颌窦黏骨膜病变的患者,需要通过上颌窦底提升术才能完成种植体的植入。对此,只有在术前进行正确的临床考量及评估,遵循一定的治疗原则,做出合理安全的临床策略,才能更好地防止或减少上颌窦底提升术后并发症的发生。故本章在临床考量及制订策略上对全书进行总结,为口腔种植同仁们提供临床参考依据。

第一节　正确的临床考量

对伴有上颌窦黏膜病变的患者实施上颌窦底提升术之前,临床医师首先要详细询问患者病史、进行完善的临床检查和仔细阅读影像学表现。必要时,转诊耳鼻咽喉科,使用鼻内镜对窦口鼻道复合体进行进一步检查评估,建立系统的临床思维,对伴有上颌窦黏膜病变的具体情况深入考量,这对减少上颌窦底提升术的并发症至关重要。笔者及团队在日常临床诊疗中按以下要点及逻辑顺序进行考量。

1. 上颌窦黏膜病变的临床症状及病程是什么?
2. 上颌窦黏膜病变产生的原因是什么?
3. 是否为牙源性上颌窦黏膜病变?
4. 口腔医师需要以及能做些什么?
5. 是否需要口腔 - 耳鼻咽喉科协作治疗?
6. 耳鼻咽喉科协作治疗的内容有哪些?
7. 口腔 - 耳鼻咽喉科协作治疗后行上颌窦底提升术的时机是什么?

然后,我们对以上每一个要点所对应的内容展开具体描述,以便医师在种植临床中能安全有序地开展诊疗。

（一）上颌窦黏膜病变的临床症状及病程是什么？

根据患者是否有鼻塞、头痛、脓鼻涕、上颌窦区胀痛等不适症状，是否伴有发热、畏寒等全身症状，初步判断其是否患有急性上颌窦炎，或处于慢性上颌窦炎急性发作期，同时也要询问患者最近是否有过敏性鼻炎症状。尽管较多的上颌窦黏膜病变没有明显的临床症状，但从病程上看，急性上颌窦炎起病急，具有显著的鼻窦炎症状，且病程不超过4周；慢性上颌窦炎也能发生感染激惹扩散而急性发作，在慢性炎症期时症状通常可持续8～12周，有时也会有症状的反复史。急性上颌窦炎通常具有典型的双相期，即首先发生上呼吸道感染，继而出现典型的鼻窦腔症状如头痛、面部疼痛、鼻塞、脓涕、嗅觉减退等。也要结合计算机体层扫描（computed tomography，CT）影像学表现，仔细分析上颌窦黏膜病变的范围及严重程度，例如上颌窦黏膜增厚的程度、上颌窦开口是否通畅等。医师能否及时作出正确的诊断，将直接影响后续治疗方案的制订及疗效的获得。

（二）上颌窦黏膜病变产生的原因是什么？

引起上颌窦黏膜病变的原因较多，根据病因是否起源或位于上颌窦腔内，大致可分为外源性和内源性两大类型。其中，外源性因素包括吸烟、根尖周炎、牙周炎、异物进入上颌窦腔内、种植体部分穿入上颌窦腔，以及周围环境的变应原等；内源性因素包括上颌窦开口堵塞，上颌窦内疾病如内骨瘤、真菌性上颌窦炎、上颌窦癌等。临床医师要根据患者的临床症状、CBCT的影像学表现及鼻内镜等来分析与上颌窦黏膜病变最密切的因素，为后续针对性治疗提供可靠的临床依据。

（三）是否为牙源性上颌窦黏膜病变？

研究表明，牙源性上颌窦炎占上颌窦炎10%～12%，占慢性上颌窦炎的25%～40%。除常规鼻窦炎特有的症状表现外，患者的口腔疾病治疗史、临床检查、影像学检查等均有助于种植医师判断上颌窦黏膜病变是否为牙源性。有研究统计了牙源性上颌窦炎的病因构成，其中由根尖周病及其治疗并发症所导致的占65.7%（如严重的根管超充、次氯酸钠渗漏、残根进入上颌窦并感染等），牙周病变占8.3%，根尖周病占25.1%。种植医师需要全面结合口腔病史采集、临床检查和影像学检查（根尖片、全口牙位曲面体层片或CBCT）进行判断，测量根尖周病和牙周病变距离病变上颌窦黏膜的距离，根尖与病变窦黏膜的骨组织结构是否缺如等（图8-1-1）。

（四）口腔医师需要以及能做些什么？

如上颌窦黏膜病变为牙源性，口腔医师要进一步评估相应的牙体根尖周疾病和/或牙周炎的病变程度，是否存在口腔上颌窦瘘等病变，患者是否长期和定期进行牙周维护治疗，患牙的根管治疗是否完善，根管充填物是否超充，超充物是否与根尖发生了分离。医师应及时拔除不能保留的患牙，去除其对上颌窦黏膜的不良刺激。在行牙拔除术时，要注意清理根尖周病变及根充物，如拔牙后的上颌窦底存在骨缺如或小于1mm的骨高度，则注意搔刮的深度和力度，不要强求一次刮干净。一旦发生上颌窦漏的并发症，就要及时封闭处理，隔绝口腔微生物进入上颌窦腔内所导致的不良反应，同时降低形成口腔上颌窦瘘的风险。针对上颌窦腔内急性炎症物，口腔颌面外科医师可以在上颌窦底的牙槽嵴、上颌窦后外壁等部位开窗，进行引流、冲洗等操作。

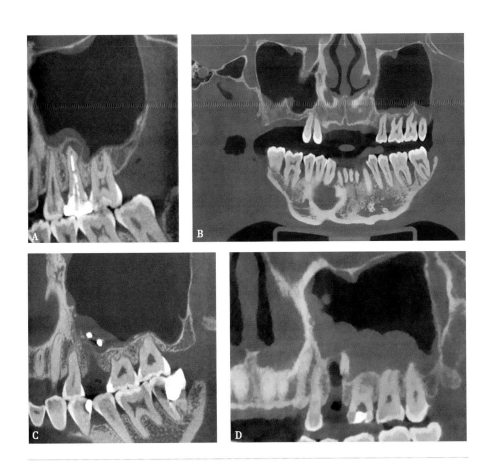

图 8-1-1　与牙源性疾病密切相关的上颌窦黏膜病变的 CBCT

A. CBCT 矢状位示 25 慢性根尖周病变相应区域的上颌窦底部黏膜增厚；B. CBCT 示左侧上颌后牙区重度牙周炎相应区域的上颌窦底黏膜增厚；C. CBCT 矢状位示 25 拔除后残余根充糊剂残留处的上颌窦黏膜增厚；D. CBCT 矢状位示拔牙断根进入上颌窦腔后 3 天，上颌窦黏膜呈不规则样急性增厚。

（五）是否需要口腔 - 耳鼻咽喉科协作治疗？

在上颌窦底提升术前的临床检查中，上颌窦黏膜病变等检出率较高，上颌窦黏膜增厚的 CBCT 检出率在 40%～60%，上颌窦囊肿 CBCT 检出率约为 23.4%。以上这些黏膜病变，口腔医师可以根据自己的技术水平作相应的处理；但有时还会检查出一些上颌窦底提升术的相对或绝对禁忌证病变，如严重鼻中隔偏曲、良恶性鼻或鼻窦肿瘤、鼻窦复合体大范围病变、未控制的真菌性上颌窦炎、急性过敏性鼻炎等，此时需要转诊或请耳鼻咽喉科会诊，协作进行进一步的诊治（详见第三章第三节）。

（六）耳鼻咽喉科协作治疗的内容有哪些？

与口腔相关的耳鼻咽喉科治疗内容，主要归纳为如下两大方面：①保持或重建窦口鼻道复合体的通畅，恢复生理引流和通气功能；②消除或控制鼻窦各个窦腔的炎症，防止相互扩散。具体治疗内容包括对症支持治疗，如鼻用减充血剂、冲洗引流和抗感染治疗等。①麻黄碱等药物可以收缩黏膜血管来相对扩大上颌窦开口，获得窦腔与鼻腔等通畅及自然引流。②采用生理盐水等冲洗引流可以促进感染及炎性渗出物的快速排出，为上颌窦黏膜上纤毛功能的恢复提供条件。③如果炎症已经扩散到了上颌窦以外的鼻腔或患者同时存在发热、脓涕等症状时，要及时加用一线抗生素治疗（如阿莫西林及头孢类，过敏者采用左氧氟沙星、克拉霉素或多西霉素）；较为严重的上颌窦黏膜病变，还须辅以糖皮质激素类药物治疗；对于炎症顽固反复及药物治疗无效者，可考虑功能性内镜手术等手术治疗，具体包括狭窄或堵塞的上颌窦开口扩大再通手术、上颌窦腔内种植体取出术、牙根等异物取出术、感染及扩散于上颌窦腔的骨增量材料清除手术等。此外，如术前检查发现鼻或鼻窦良性肿瘤（如内翻乳头状瘤、黏液瘤、筛窦纤维瘤病）和侵犯上颌窦的鼻窦恶性肿瘤，需要请耳鼻咽喉科协作治疗。

（七）口腔 - 耳鼻咽喉科协作治疗后行上颌窦底提升术的时机是什么？

1. 治疗后手术时机选择总的原则　经耳鼻咽喉科诊治后的上颌窦，何时能接受提升手术？首先，患者无明显的上颌窦区不适。临床上鼻内镜观察到的上颌窦黏膜水肿消失或得到控制，无黏性或黏脓性分泌物，上皮化较好。其次，结合口腔 CBCT 的复查结果分析上颌窦黏膜厚度和上颌窦底骨质密度的影像学表现综合评估完成后，才启动后续的种植治疗程序。

2. 具体时机的选定依据　一般情况下，患者接受 FESS 后，上颌窦黏膜转归情况如下：80% 的患者在 3～10 周内经历黏膜水肿、小囊泡、肉芽、小息肉、纤维增生等过程，最终 90% 的上颌窦黏膜能够上皮化。其中，60% 的患者在术后 11～14 周完成上皮化，25% 的患者在术后 13～16 周完成上皮化。林野教授团队建议，在摘除上颌窦囊肿时，如不能同期行上颌窦底提升术，则 3 个月后再行侧壁开窗上颌窦底提升术。故在临床上，建议在患者接受协作治疗后 3～4 个月，复查鼻内镜、CBCT 等评估上颌窦黏膜病变的预后，再拟定行上颌窦底提升术的具体时间。

第二节　合理安全的临床策略

上颌窦黏膜病变常见的类型有黏膜病理性增厚、囊性病变、窦腔气 - 液平面等。由于病因复杂，所以在基于当前口腔种植临床研究进展的基础上，结合笔者团队的临床经验，对于伴有上颌窦底黏膜病变的口腔种植病例，针对不同的病变类型、术式选择的依据及手术时机等方面，归纳出以下相对安全合理的临床诊疗策略，供各位口腔同仁参考。

（一）伴有上颌窦黏膜增厚的临床策略

1. 上颌窦黏膜轻度增厚时，可同期行上颌窦底提升术。

2. 上颌窦黏膜中度增厚时，如处于慢性无症状炎症期，在上颌窦开口通畅情况下，可行上颌窦底提升术；如处于炎症活动期，特别是上颌窦开口阻塞时，首先应判断是否存在牙源性因素，如在去除牙源性因素后仍无效的情况下，应再请耳鼻咽喉科协作诊治病变，再择期行上颌窦底提升术。

3. 上颌窦黏膜重度增厚时，如伴有头痛、面部疼痛、鼻塞、脓涕、嗅觉减退等典型的症状，则先请耳鼻咽喉科协作对症处理，再根据上颌窦炎症消退的情况决定是否需要进一步对牙源性因素处理；当然，如存在急性的牙源性因素，也可以同时处理。在口腔 - 耳鼻咽喉科协同治疗后 3～4 个月复查 CBCT，根据预后情况再择期行上颌窦底提升术。

（二）上颌窦黏膜存在囊性病变时的临床策略

1. 要根据囊肿位置、大小、类型、窦口是否通畅等因素进行综合考量。

2. 囊肿小于一半上颌窦高度时，可保留囊肿并同期行上颌窦底提升术。

3. 囊肿大于一半上颌窦高度时,如囊肿不是位于上颌窦底提升处,且该患者剩余骨高度满足经牙槽嵴顶上颌窦底提升术,可保留囊肿不予处理。

4. 如囊肿位于上颌窦底提升区域,则需要考虑摘除囊肿或抽取囊液后保留囊肿,根据囊液的性质和上颌窦黏膜穿孔的程度决定是否同期行种植体植入。如种植医师经验不足,可请口腔颌面外科医师或耳鼻咽喉专科会诊协作治疗,行FESS摘除囊肿,3～4个月后复查CBCT,待上颌窦黏膜愈合后,择期行上颌窦底提升术(图8-2-1)。

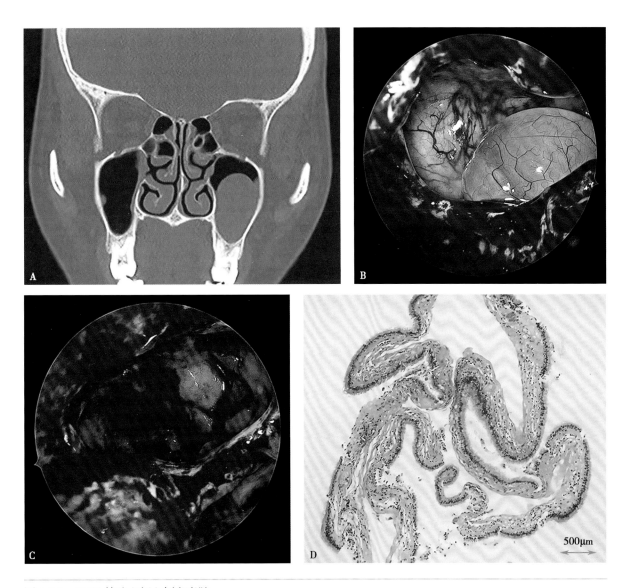

图8-2-1　FESS摘除左侧上颌窦囊肿
(中山大学附属第一医院陈枫虹医师供图)
A. CBCT示囊肿几乎占据了整个左侧上颌窦腔;B. 鼻内镜下见淡黄色的上颌窦囊肿,可见较多的毛细血管分布;C. FESS摘除上颌窦囊肿后的黏膜创面;D. 上颌窦囊肿的病理学检查结果,未见囊性上皮衬里。

(三)上颌窦腔液平面、浑浊及钙化等情况的临床策略

1. 术前的气-液平面　多是急性上颌窦炎的指征,治疗上需要联合抗感染、对症支持及引流治

疗,必要时与耳鼻咽喉科协作诊治。

2. 浑浊及钙化　当CBCT等影像学检查发现上颌窦腔内出现高密度阻射性浑浊影像病变时,无论是处于急性或慢性的阶段,都要请口腔颌面外科医师会诊,必要时与耳鼻咽喉科协作治疗。要明确窦腔钙化和浑浊的性质,特别是要与上颌窦恶性肿物及真菌感染相鉴别(图8-2-2)。

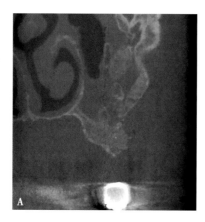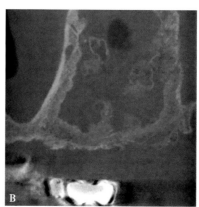

图 8-2-2　左侧上颌窦多发性骨瘤的影像学表现
A. CBCT 冠状位示上颌窦内出现多处骨样增生物;B. CBCT 矢状位示病变伴有上颌窦黏膜重度增厚。

（四）上颌窦骨壁侵蚀性破坏的种植临床策略

对于上颌后牙缺失并伴有上颌窦黏膜病变的患者,更要谨慎询问患者的病史并进行影像学检查,重点排查是否具有恶性肿瘤的可能。由于上颌窦癌为口腔种植的绝对禁忌证,因此,医师应在术前对这类患者的既往病史进行详细了解及评估,及时筛查排除,放弃上颌窦底提升术及相应区域的种植手术。

（五）避开上颌窦底提升术的临床策略

上颌窦腔内的病变不单是上颌窦黏膜的病变,有时还可混合其他的严重病变,如难治性真菌性上颌窦炎、上颌窦内肿瘤等。有些患者因全身系统情况而无法耐受上颌窦底提升术。此外,少数患者心理上无法接受上颌窦底提升术,希望能以其他种植治疗方式代替。针对以上这些患者,在临床上我们有时会采用短牙弓种植修复、倾斜植入种植体、短种植体植入等方法避免上颌窦底提升术操作,但这些方案的临床适应证较窄,对剩余骨量仍有较高的要求,种植修复后的远期效果也有待进一步的验证。

上颌窦底提升术仍是目前解决上颌后牙区骨量不足种植治疗的主要临床技术。对于伴有上颌窦黏膜病变的患者,术前全面的CBCT影像学分析与风险评估、完善的术前设计、合理的术式与时机的选择、术前牙体疾病及牙周病灶的清除、术中精细的操作、术后严格的随访,以及必要的口腔-耳鼻咽喉科协作治疗等共同构成了伴上颌窦黏膜病变的种植治疗的基石。在临床上,医师要做到全方位地对上颌窦黏膜病变进行口腔种植风险分析,以便制订更完善的临床策略,最终获得更好的种植修复成功率和长期稳定性（图8-2-3）。

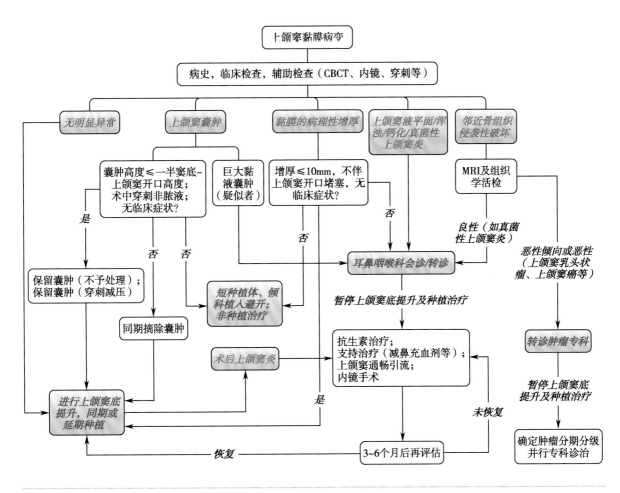

图 8-2-3 伴上颌窦黏膜病变的患者上颌窦底提升治疗的临床策略流程图

（周腾飞 容明灯 张雪洋）

参考文献

1. WHYTE A, BOEDDINGHAUS R.The maxillary sinus：physiology, development and imaging anatomy. Dentomaxillofac Radiol, 2019, 48（8）：1-54.

2. DRUMOND J P, ALLEGRO B B, NOVO N F, et al.Evaluation of the prevalence of maxillary sinuses abnormalities through spiral computed tomography （CT）.Int Arch Otorhinolaryngol, 2017, 21（2）：126-133.

3. OSMAN A H, MANSOUR H, ATEF M, et al.Computer guided sinus floor elevation through lateral window approach with simultaneous implant placement.Clin Implant Dent Relat Res, 2018, 20（2）：

137-143.

4. MANDELARIS G A, ROSENFELD A L.A novel approach to the antral sinus bone graft technique: the use of a prototype cutting guide for precise outlining of the lateral wall.A case report.Int J Periodontics Restorative Dent, 2008, 28（6）: 569-575.

5. CRUZ R S, LEMOS C A A, BATISTA V E S, et al.Short implants versus longer implants with maxillary sinus lift.A systematic review and meta-analysis.Braz Oral Res, 2018, 32: e86.

6. LITTLE R E, LONG C M, LOEHRL T A, et al.Odontogenic sinusitis: a review of the current literature.Laryngoscope Investig Otolaryngol, 2018, 3（2）: 110-114.

7. GRANSTRÖM G, JACOBSSON M, TJELLSTRÖM A.Titanium implants in irradiated tissue: benefits from hyperbaric oxygen.Int J Oral Maxillofac Implants, 1992, 7（1）: 15-25.

图书在版编目（CIP）数据

上颌窦黏膜病变的口腔种植风险分析与临床策略 /
容明灯，徐淑兰主编. —北京：人民卫生出版社，
2024.4

ISBN 978-7-117-36101-9

Ⅰ. ①上… Ⅱ. ①容… ②徐… Ⅲ. ①口腔粘膜疾病
－影响－种植牙－口腔外科学 Ⅳ. ①R782.12

中国国家版本馆 CIP 数据核字（2024）第 060637 号

人卫智网	www.ipmph.com	医学教育、学术、考试、健康，
		购书智慧智能综合服务平台
人卫官网	www.pmph.com	人卫官方资讯发布平台

上颌窦黏膜病变的口腔种植风险分析与临床策略
Shanghedou Nianmo Bingbian de Kouqiang Zhongzhi
Fengxian Fenxi yu Linchuang Celüe

主　　编：容明灯　徐淑兰
出版发行：人民卫生出版社（中继线 010-59780011）
地　　址：北京市朝阳区潘家园南里 19 号
邮　　编：100021
E - mail：pmph @ pmph.com
购书热线：010-59787592　010-59787584　010-65264830
印　　刷：北京盛通印刷股份有限公司
经　　销：新华书店
开　　本：889×1194　1/16　　印张：11
字　　数：257 千字
版　　次：2024 年 4 月第 1 版
印　　次：2024 年 4 月第 1 次印刷
标准书号：ISBN 978-7-117-36101-9
定　　价：150.00 元

打击盗版举报电话：**010-59787491**　**E-mail：WQ @ pmph.com**
质量问题联系电话：**010-59787234**　**E-mail：zhiliang @ pmph.com**
数字融合服务电话：**4001118166**　　**E-mail：zengzhi @ pmph.com**

52检